GUIDA dei VINI

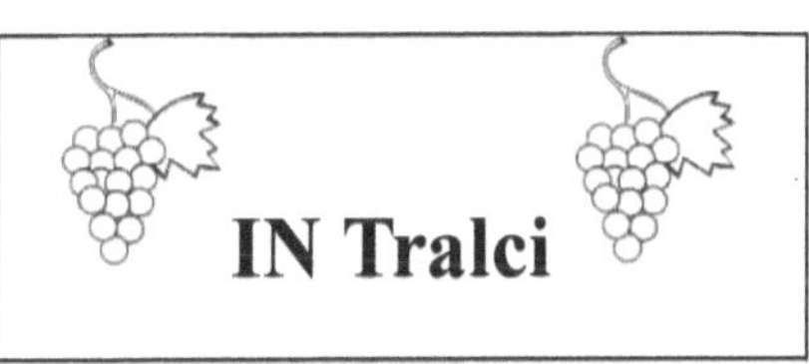

Châteauneuf-du-Pape

M. Caminati – R. Fabrini – S. Girometti
Guida dei vini IN Tralci (Châteauneuf-du-Pape)
Lulu, 2020
134 pagine
ISBN 978-1-71655-229-8
Editoriale Lulu.com
First Printing: 2020

Rolando Fabrini
Genova, Italia
e-mail: rolandofabrini@gmail.com

GUIDA dei VINI
IN Tralci

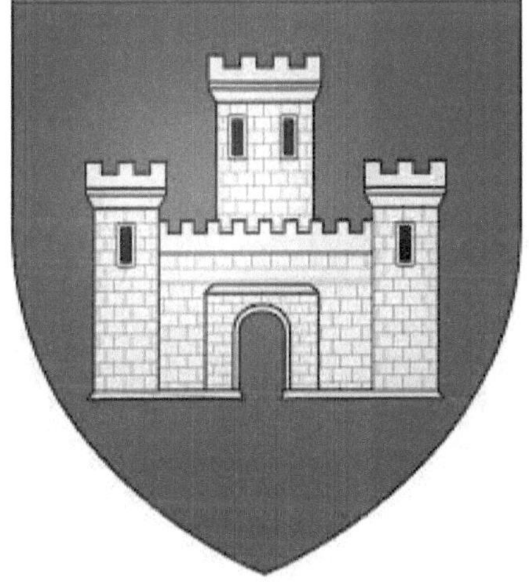

Châteauneuf-du-Pape

Curatori: M. Caminati, R. Fabrini, S. Girometti

Sommario

I "VIGNERONS INDÉPENDANTS"

La filosofia dei "Vignerons Indépendants" è quella della ricerca qualitativa (che si effettua in modi diversi), pur sempre nel rispetto del territorio e dell'ambiente.

Nella Guida troverete piccole aziende artigianali, ma anche produttori di discrete dimensioni: in ogni caso, le schede riguardano viticoltori che producono vino usando solo uve di propria produzione, perché, a nostro avviso, questa è la ricetta per una buona qualità.

Come l'uva diventi vino, poi, è un universo a parte (che dipende, però, da come si è lavorato in vigna). A nostro giudizio, da grandi uve derivano grandi vini, anche se questa è una condizione necessaria, ma non sufficiente. Ecco perché, nella Guida, si è cercato di indagare sulle tecniche di vendemmia e di vinificazione, sull'esposizione dei terreni, sulla loro composizione, sulla densità per ettaro, sull'affinamento ecc.

LA VALUTAZIONE

I vini segnalati dalla Guida sono stati degustati da esperti, durante i vari "Salons des Vins des Vignerons Indépendants" (Parigi, Lione, Nizza, Lilla ecc): alcuni vini sono stati valutati, in maniera anonima, nelle Aziende stesse, mentre altri hanno avuto un giudizio ufficiale, dopo essere stati reperiti in enoteca. La valutazione è il frutto del lavoro di un'équipe, che ha effettuato degustazioni per circa sei mesi. La Commissione di Assaggio è composta da sommeliers, chefs e appassionati.

Per quanto riguarda il sistema di punteggio che la Guida adotta nell'ambito della degustazione, va detto che viene utilizzata una scheda in centesimi, più o meno come si fa in tutti i concorsi enologici: nella valutazione si prendono in considerazione l'aspetto visivo, quello olfattivo e quello gustativo.

Tutti i vini segnalati hanno raggiunto un punteggio compreso tra gli 88 e i 93/100. Nelle schede di alcuni produttori vengono citati vini che, durante le degustazioni, hanno acquisito un punteggio superiore ai

93/100; pertanto, non è detto che i vini menzionati siano quelli di "punta" delle Aziende prese in esame.

LEGENDA	
▮	88-89/100
▮ ▮	90-91/100
▮ ▮ ▮	92-93/100

I PREZZI

I prezzi dei vini sono quelli indicati dai Vignerons. In ogni caso, essi sono da considerarsi orientativi, in quanto suscettibili di eventuali piccole variazioni decise dal produttore stesso, ma a noi non pervenute.

L'ABBINAMENTO ENO-GASTRONOMICO

Per quanto concerne l'abbinamento cibo-vino, il metodo seguito nella Guida è quello di motivare perché, a una determinata sensazione percepita nel vino, debba corrispondere una sensazione avvertita nel cibo. Gli abbinamenti, quindi, sono stati consigliati utilizzando la "scheda di abbinamento", secondo il principio della concordanza o della contrapposizione tra percezioni del vino e quelle che ci aspettiamo dal cibo.

CHÂTEAUNEUF-DU-PAPE

Lo Châteauneuf-du-Pape è un vino a denominazione di origine controllata (AOC), prodotto in Francia, nella regione Provence-Alpes-Côte d'Azur, nel Dipartimento di Vaucluse, sui territori comunali vicini al Comune eponimo di Châteauneuf-du-Pape.

STORIA DEL VINO CHÂTEAUNEUF-DU-PAPE

L'inizio della viticoltura a Châteauneuf-du-Pape si deve principalmente a Papa Giovanni XXII, che trasferì la sede papale da Roma ad Avignone.

In verità, in alcuni terreni del paese di Châteauneuf-du-Pape erano stati impiantati vari vigneti dai Cavalieri Templari, prima di essere cacciati da Filippo il Bello. Fra l'altro, Giovanni XXII fece edificare, a Châteauneuf-du-Pape, La Rocca dei Papi (che divenne la residenza secondaria dei pontefici, la quale era circondata dai vigneti: intorno al 1325, le vigne si estendevano per otto ettari).

Con l'avvento al soglio papale di Clemente VI, nel 1344, il migliore vigneto di Châteauneuf-du-Pape fu denominato *Vieille Vigne*; oggi questi terreni si chiamano *Bois de la Vieille*.

Dai registri della Camera Apostolica si evince che sia Papa Innocenzo VI sia Papa Urbano V apprezzarono e incrementarono la produzione dello Châteauneuf-du-Pape.

Nel XVIII secolo, la storia della famiglia Avril, antichi proprietari di *Clos des Papes*, si intrecciò con quella del villaggio di Châteauneuf. Gli Avril, infatti, sono stati consoli, tesorieri, consiglieri e sindaci del Comune, sviluppando – insieme all'aristocrazia locale e alla borghesia mercantile – il vino di Châteauneuf-du-Pape. Infatti, alla metà del XVIII secolo, il vino veniva esportato attraverso il porto di Marsiglia, fino a giungere ad Amburgo, per essere venduto in varie città della Germania.

Dal 1772 al 1789, il mercato si ampliò ancora, fino a essere servito alla corte di Luigi XVI.

Lo sviluppo dei vigneti fu arrestato dalla crisi della filossera del 1860;

ma successivamente, il comandante Joseph Ducos, proprietario dello Château de La Nerthe, fece ripiantare e innestare Grenache, Counoise, Mourvèdre, Vaccarèse, Cinsault e Syrah (i primi dei tredici vitigni che entreranno a far parte del disciplinare di produzione dello Châteauneuf-du-Pape).

DENOMINAZIONE DI ORIGINE CONTROLLATA (AOC)

I Comuni che hanno diritto alla Denominazione di Origine Controllata sono Châteauneuf-du-Pape, così come una parte di quelli di Orange, Bédarrides, Sorgues e Courthézon.
Nella denominazione è presente un certo numero di vitigni, a causa della promiscuità di coltivazione vigente all'inizio del secolo, ma sui tredici vitigni ammessi: Grenache, Mourvèdre, Syrah, Cinsault, Muscardin, Counoise, Clairette, Bourboulenc, Roussanne, Picpoul, Picardan, Vaccarèse e Terret Noir, i più utilizzati sono i primi otto.

LA VENDEMMIA

La vendemmia è obbligatoriamente manuale, cioè priva di meccanizzazione. La resa è fissata a 35 hl/ha. Dopo la vendemmia avviene subito la separazione degli acini dal raspo, che elimina, inevitabilmente, dal 5 % al 20 % dei grappoli.

LA VINIFICAZIONE

La regione del Rodano meridionale, sotto il 45° parallelo, presenta caratteristiche climatiche particolari, con estati molto calde (se non addirittura torride), ma anche la presenza del vento mistral, che tende a provocare una sovramaturazione delle uve. Tutte le sperimentazioni di vinificazione mono-vitigno hanno dimostrato che questi vini non possono raggiungere una qualità elevata e fornire la vera espressione del territorio. Per contro, la mescolanza di più varietà di vitigni consente di raggiungere un equilibrio perfetto tra acidità, tasso alcolico e tannini.

Per quanto concerne il vino rosso, il vitigno Grenache Noir rappresenta la parte prevalente: esso è assemblato con il Mourvèdre e il Syrah, mentre un poco di Cinsault apporta la delicatezza. I tre primi vitigni consentono l'ottenimento di un equilibrio perfetto.

A seconda degli appezzamenti e del microclima, la miscela fra i vitigni può variare tra l'80 % di Grenache, con il rimanente di Syrah e Mourvèdre in parti eguali, e il 50 % di Grenache, con il 25 % ciascuno di Syrah e Mourvèdre.

Per quanto riguarda il vino bianco, il controllo delle temperature – al momento della vinificazione – ha consentito di ottenere, con mezzi puramente fisici, una perfetta espressione dei vini bianchi di questa zona.

La base della miscela è ottenuta con i vitigni di Clairette e Bourboulenc, mentre la percentuale di Grenache Blanc non deve essere superiore al 20%. Via via si aggiungono il Viognier, la Roussanne e la Marsanne, in diverse proporzioni; ma la migliore qualità si ottiene con apporti del 10%.

LE VARIETÀ

Tredici varietà di uva possono essere utilizzate nella composizione dei vini rossi (94% della produzione), ma anche dei vini bianchi (6% della produzione): Grenache (Noir, Gris, Blanc), Syrah, Mourvèdre, Cinsault, Clairette (Blanche), Vaccarèse, Bourboulenc, Roussanne, Counoise, Muscardin, Picpoul (Blanc, Gris, Noir), Picardan e Terret Noir.

Delle 13 varietà di Châteauneuf-du-Pape, 8 vengono utilizzate per i vini rossi e 5 per i vini bianchi.

Grenache

Il Grenache Noir è un vitigno spagnolo importato fin dal Medioevo in Languedoc, Valle del Rodano e Provenza. Oggi è uno dei vitigni più coltivati al mondo, dopo il Merlot e il Cabernet Sauvignon. La sua ricchezza e bassa acidità conferiscono, al vino, un equilibrio che va verso una sensazione morbida e persistente. Il Grenache dona ampiezza ai vini, anche se non molto colorati: esso infatti presenta un interessante potenziale aromatico, con note di viola, ribes nero e kirsch.

Châteauneuf-du-Pape è il territorio più vocato per il vitigno di Grenache.

Syrah

Il Syrah è un vitigno a bacca nera francese e svizzero, caratteristico della parte settentrionale della Côtes-du-Rhône e della Valle del Rodano (Svizzera). Oggi, aumentando di superficie, esso si avvia a diventare un vitigno a vocazione globale, presentandosi come un provvidenziale elemento di assemblaggio e portando tannini, colore e una grande ricchezza aromatica con sentori di lampone, ribes nero, frutti di bosco, che si evolvono verso il cuoio e il tartufo. Eso contribuisce ad un bel colore granato, violaceo, denso.

Mourvèdre

Il Mourvèdre è un'uva da vino nero, di origine spagnola. Chiamato Monastrell in Spagna, è il secondo vitigno a bacca nera in questo Paese e rimane, con 9.200 ettari in Francia, un vitigno importante in Provenza e nel Languedoc. Delicato da coltivare, il Mourvèdre viene raccolto tardivamente. Questo vitigno fornisce profumi molto aromatici, ha una bassa acidità e una struttura tannica di buona qualità. Associato ad altri vitigni, esso contribuisce al perfetto invecchiamento grazie al suo potere antiossidante: questa qualità è apprezzabile per i vini rossi. Nel tempo, il suo bouquet cresce con sentori selvatici di selvaggina e cuoio.

Cinsault

Il Cinsault, resistente al calore, dona eleganza ai vini: poco colorato e poco tannico (quando è lavorato bene), con poca resa, esso conferisce la finezza voluta. Il Cinsault, anticamente piantato con Grenache, produce vini piacevoli con aromi di lampone, nocciola e mandorla.

Vaccarèse

Il Vaccarèse si distingue per i suoi aromi floreali unici: esso modera l'ardore del Grenache, dando vini leggeri, fini e poco colorati. Viene utilizzato per affinare, ossia per portare freschezza ed eleganza.

Counoise

Il Counoise è un vitigno oggi molto poco coltivato. Esso permette di ottenere vini fini e brillanti, ma poco colorati. Sempre vinificato in assemblaggio, porta aromi complessi di spezie e frutta (prugna, mora).

Grenache Blanc

Il Grenache Blanc è la varietà prevalente degli Châteauneuf-du-Pape bianchi: esso dà vini abbastanza corposi, rotondi e lunghi in bocca. Conferisce pienezza e porta aromi di nettarina bianca, finocchio e aneto.

Roussanne

La Roussanne è un vitigno delicato di grande finezza. Esso dà vini eleganti, fini e complessi, adatti all'invecchiamento. Sviluppa aromi floreali (caprifoglio, iris) e note di miele, biancospino e albicocca.

Clairette

La Clairette è uno dei vitigni più antichi del Sud, è ricco di zuccheri e produce vini freschi e molto alcolici. Emergono aromi di finocchio, mela, lime, albicocca e pesca.

Bourboulenc

Il Bourboulenc è un vitigno rustico: inoltre la sua bassa gradazione alcolica dona finezza e freschezza ai vini; esso rivela aromi sottili di mandorla amara, vaniglia e mela verde.

Viognier

Il Viognier unisce pienezza e rotondità a una complessa ricchezza aromatica: esso risulta molto profumato, rivelando aromi di frutti gialli (mango, pere, pesche, albicocche, mele cotogne), di fiori (violetta, iris, acacia), frutta secca (mandorle grigliate e nocciole), ma anche di muschio e spezie.

Marsanne

La Marsanne dà vini potenti e di media acidità: da giovane, questo vitigno sviluppa aromi fruttati di pesca e agrumi, con note floreali molto eleganti di caprifoglio, biancospino e gelsomino. Gli aromi floreali e di nocciola si sviluppano particolarmente con l'invecchiamento.

Muscardin

Il Muscardin è una varietà di uva a buccia scura: questo vitigno è tipico, soprattutto, della parte meridionale della regione del Rodano.
I vini rossi da esso risultanti tendono ad avere livelli elevati di acidità, basso contenuto di alcool e struttura tannica, ma possono mostrare attraenti aromi floreali. Il colore è anche meno intenso rispetto alla maggior parte delle varietà del Rodano, e il vino è poco adatto all'invecchiamento.

Picpoul

Il Picpoul è una varietà di uva coltivata, principalmente, nella valle del Rodano e nella Languedoc, così come in Catalogna. Esiste sia a buccia scura (Picpoul Noir) sia a buccia chiara (Picpoul Blanc); invece è poco coltivata la varietà del Picpoul Gris.
Il vitigno Picpoul tende a germogliare in ritardo e ha una certa sensibilità per l'oidio .

Picardan

Il Picardan è un vitigno d'uva bianca conosciuto con altri nomi; tuttavia, dal momento che questa varietà è praticamente sconosciuta per qualsiasi altro uso eccetto che la miscela Châteauneuf-du-Pape, essa va più comunemente sotto il nome usato per quella denominazione.
Il Picardan dà un vino che è piuttosto neutro nel carattere.

Terret Noir

Il Terret è un antico vitigno originario del Languedoc-Roussillon, del sud della Francia. I Terrets ora includono sia la varietà a bacca nera (Terret Noir), sia quella a bacca bianca (Terret Blanc), così come a buccia chiara (Terret Gris).

LOCALITÀ - PRODUTTORI

BÉDARRIDES

CAMARET SUR AIGUES

CHÂTEAUNEUF- DU-PAPE

VIGNAIOLI DI CHÂTEAUNEUF-DU-PAPE

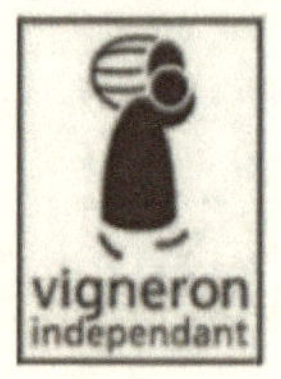

DOMAINE BOSQUET DES PAPES
Jeanne-Claire Boiron e Nicolas Boiron
18, Route D'Orange
84232 – CHÂTEAUNEUF-DU-PAPE CEDEX
Tél : 04 90 83 72 33

I Boiron rappresentano una famiglia di viticoltori che coltiva la vigna e produce ottimi vini da cinque generazioni.

Tutto ebbe inizio nel 1860, con i primi investimenti nel vigneto locale di Emmanuel Boiron. Successivamente suo figlio, Joseph-Victor, poi suo nipote, Joseph, seguirono le sue orme e crearono l'entità *Clos Chantemerle*, nel 1936; e le generazioni si susseguirono, ognuna a sua volta ampliando la Tenuta e tenendo sempre presente la preoccupazione di rispettare il territorio e di mantenere la qualità.

Maurice, figlio di Joseph, è stato colui che ha dato reale spazio alla proprietà, acquistando più di dieci ettari e poi ribattezzando la proprietà nel 1966: *Bosquet des Papes*. A questo punto, il patrimonio familiare contava 27 ettari di terreno coltivato con i vitigni dello Châteauneuf-du-Pape.

Dal 1995 Nicolas, figlio di Maurice, ha contribuito ad allargare la Tenuta, con l'acquisto di 3 ettari nella denominazione di Côtes-du-Rhône e 4,5 ettari in quella di Châteauneuf-du-Pape. Assieme con la moglie, Jeanne-Claire, vuole garantire questa svolta decisiva nella viticoltura, che è quella della modernità, dell'alleanza tra progresso tecnico e rispetto della tradizione: una tradizione che si avvicini maggiormente al modo moderno di consumare vino.

Il vigneto è distribuito come segue:

27 ettari dove si coltivano i vitigni per produrre lo Châteauneuf-du-Pape rosso.

1,5 ettari di vitigni per lo Châteauneuf-du-Pape bianco.

3,5 ettari di terreno dove si coltivano le varietà per produrre il Côtes-du-Rhône rosso e rosato.

DOMAINE BOSQUET DES PAPES, Châteauneuf-du-Pape, Tradition, Blanc, 2018

Su di una superficie vitata di 1,5 ettari (con vigne di 40 anni d'età media e un terreno argillo-calcareo ricoperto da "galets roulés"), vengono coltivati i vitigni di Clairette (45%), Grenache Blanc (35%) e Bourboulenc (20%), che assemblati compongono lo Châteauneuf-du-Pape *Tradition* della Tenuta Bosquet des Papes. Dopo la vinificazione, l'80% del vino subisce un affinamento in vasca inox, mentre il restante 20% viene elevato in demi-muids.

Questo vino si presenta di colore giallo paglierino brillante, con aromi floreali e speziati (ginestra, caprifoglio e leggera liquirizia); al palato, il *Tradition* è intenso e persistente, con ottimo equilibrio e finale aromatico. Si abbina con il "Pesce Spada in Salmoriglio".

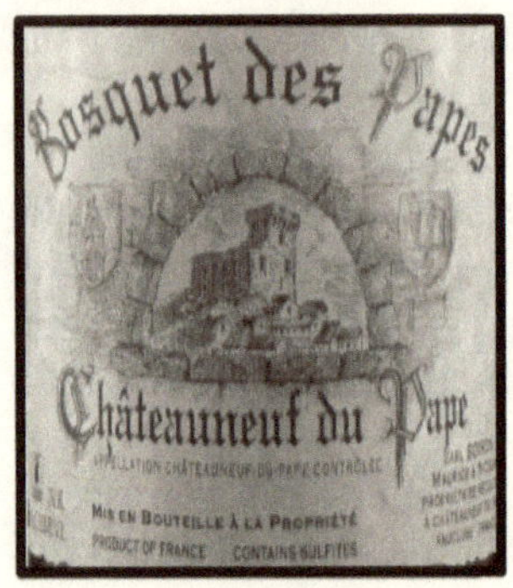

Prezzo: 29 €

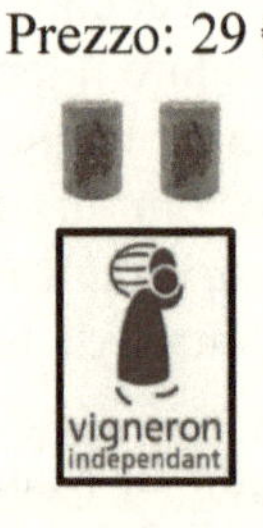

VINO	ROSSO	ROSATO	BIANCO
CHÂTEAUNEUF-DU-PAPE	Tradition Chante Le Merle-Vieilles Vignes A la Gloire de mon Grand-Père La Folie		Tradition
CÔTES DU RHÔNE	Domaine Nicolas Boiron	Le Rozé de Zaza	

DOMAINE ALBIN JACUMIN - LA BEGUDE DES PAPES
Albin Jacumin e Agnès Jacumin
1, Chemin Monseigneur Jules Avril - BP 28
84230 – CHÂTEAUNEUF-DU-PAPE CEDEX
Tél : 04 90 83 78 55

Per più di un secolo, nel *Domaine Albin Jacumin* quattro generazioni di viticoltori si sono succedute, di padre in figlio, tramandandosi con orgoglio la cultura del vino e lavorando per rispettare la qualità e perpetuare le tradizioni.

Lo sviluppo del *Domaine* ebbe luogo in diverse fasi: dopo il lavoro intrapreso da Aimé, suo figlio Alain e la moglie Sylvette continuarono a produrre vini, allargando i loro terreni. Ora, Albin e sua moglie Agnès stanno continuando, con le loro competenze, gli sforzi di innovazione per modernizzare la Tenuta.

Il vigneto rappresenta la diversità e la tipicità del "terroir" nei quattro punti cardinali della denominazione (Brusquières, Terres Blanches, Bois Dauphin, Colombis, Tresquoys, Les Marines, Cabanne, Cansaud, le Pointu, Pied de Baud, Moulin à Vent, Galliguières, les Serres).

I terreni sono composti di "galets roulés", arenaria rossa e terra marrone con un sottosuolo di argilla calcarea.

L'età media delle viti è di 50 anni. La resa media va dai 25 ai 30 hl / ha per lo Châteauneuf-du-Pape.

Oggi, il *Domaine* ha una superficie di 18,5 ettari di Châteauneuf-du-Pape, 6 ettari della denominazione di Côtes-du-Rhône e 1,4 ettari dove si coltiva uva per il vino da tavola.

La produzione di Châteauneuf-du-Pape proviene da 13 vitigni autorizzati, i principali dei quali sono, per lo Châteauneuf-du-Pape rosso: il Grenache, il Syrah e il Cinsault. Per lo Châteauneuf-du-Pape bianco: la varietà di Grenache Blanc e quella di Clairette.

Per i vini della Côtes du Rhône, i terreni sono sabbiosi e ghiaiosi, mentre le varietà sono: Grenache, Syrah e Carignan.

LA BEGUDE DES PAPES, Châteauneuf-du-Pape, Rouge, 2018
Questo Châteauneuf-du-Pape viene ottenuto, soprattutto, da vigne che si trovano sull'altopiano settentrionale, su di un terreno argillo-calcareo con "galets roulés". L'età media delle vigne è di 55 anni,

mentre i vitigni utilizzati nell'assemblaggio sono: il Grenache (70%), il Mourvèdre (15%), il Syrah (12%) e il Cinsault (3%).

L'annata 2018 si presenta di colore rosso porpora, con unghia violacea, sprigionando aromi fruttati (mora, ribes nero e ciliegia) e speziati (pepe e liquirizia) di notevole persistenza. In bocca, il vino dimostra un'ottima struttura, con tannini evidenti, ma equilibrati dalla morbidezza. Per le sue caratteristiche organolettiche, esso si abbina piacevolmente a cibi/preparazioni che presentano sia una buona untuosità, sia una discreta persistenza gusto-olfattiva: come, per esempio, il "Capriolo in Salmì".

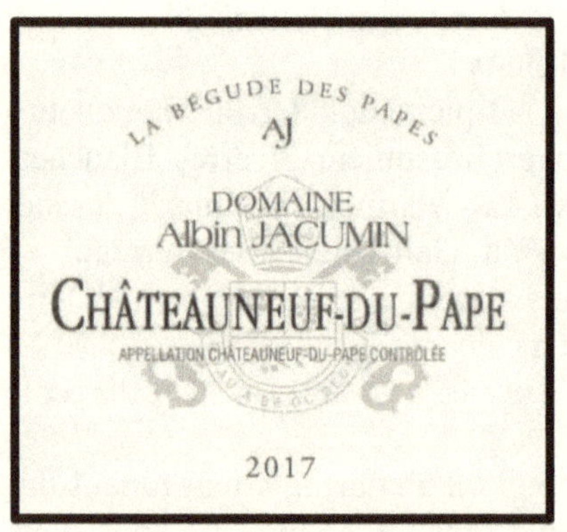

Prezzo: 27 €

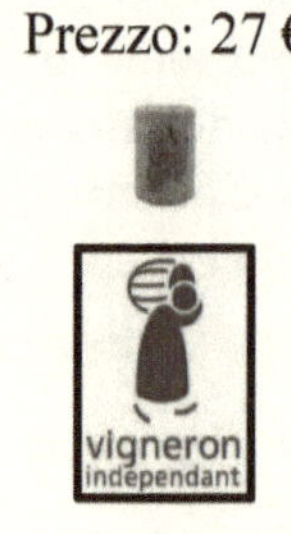

VINO	ROSSO	ROSATO	BIANCO
CHÂTEAUNEUF-DU-PAPE	Rouge À Aimé		Blanc
CÔTES DU RHÔNE	Les Bédines		
VIN DE FRANCE		L'Istant	

DOMAINE DURIEU
Vincent e François Durieu
10, Avenue Baron Le Roy
84230 – CHÂTEAUNEUF- DU-PAPE
Tél : 04 90 83 70 86

Il *Domaine Durieu* è stato modellato, a poco a poco, sotto la guida di Paul Durieu negli anni 1970. La nuova cantina è stata creata nel 1976, data della prima vendemmia. Le vigne della Tenuta provengono dalla famiglia Avril per lo Châteauneuf-du-Pape e dalla famiglia Durieu per il Plan de Dieu del Côtes-du-Rhône Village. La Tenuta dei Durieu può vantare viti molto vecchie (alcune precedenti alla Prima guerra mondiale) e viti più giovani: il vigneto offre una gamma completa, da Côtes-du-Ventoux a Châteauneuf-du-Pape, passando per Côtes-du-Rhône e Côtes-du-Rhône Villages, Plan de Dieu. Costruita nel 1615, la vecchia cantina si trova nel cuore del villaggio, Avenue Baron Le Roy.

Oggi, questa cantina offre ai clienti la possibilità di degustare e acquistare vini bianchi e rossi caratteristici e potenti, realizzati con passione da Vincent Durieu (il figlio maggiore di Paul), grazie alla varietà dei diversi vitigni e alla qualità dei "terroirs".
È sotto l'impulso di François Durieu (figlio minore di Paul), che il marketing è stato particolarmente curato negli ultimi anni. Infatti, i vini del *Domaine Durieu* sono presenti sia alle fiere professionali sia alle fiere individuali, così come nelle enoteche o nei grandi ristoranti.

La cuvée *Traditionelle* rossa di Châteauneuf-du-Pape rappresenta e rivela l'emblema dei vini tipici di questo "terroir", ma anche le caratteristiche di ogni annata. Questa cuvée si dimostra sempre molto ampia e potente, con note fresche e fruttate che aggiungono fascino a questo Grand Cru.

La cuvée *Traditionelle Blanc* di Châteauneuf-du-Pape è un vino che, da giovane, presenta caratteristiche fruttate e piacevoli; quindi, con l'età, sviluppa note più complesse e una struttura più potente e completa.

DOMAINE DURIEU, Châteauneuf-du-Pape, Rouge, 2017
Il vino è un assemblaggio dei vitigni di Grenache (80%), Syrah (10%), Mourvèdre (3%), Cinsault (3%) e Counoise (2%), che sono coltivati su di una superficie vitata di 30 ettari sull'Altopiano di Farguerol. Questo Châteauneuf-du-Pape, di colore rosso rubino intenso, sprigiona sentori di frutta (lampone, ribes nero e ciliegia), che evolvono in una piacevole speziatura (liquirizia) e in un finale persistente di cacao e caramello. Al palato, esso è intenso e persistente, caldo, con ottimi tannini setosi. Si abbina particolarmente bene con lo "Spezzatino di Cervo in Umido".

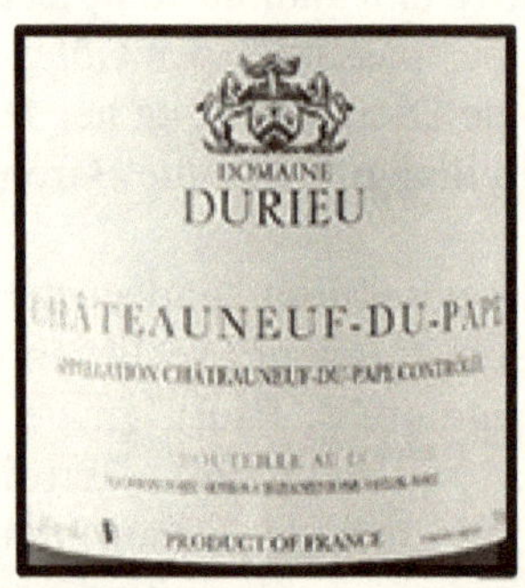

Prezzo: 21 €

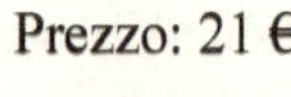

VINO	ROSSO	ROSATO	BIANCO
CHÂTEAUNEUF-DU-PAPE	Cuvée Traditionelle Cuvée Lucile Avril Cuvée L'Éperdu		Cuvée Traditionelle
CÔTES DU RHÔNE	Traditionelle	Traditionelle	Traditionelle
CÔTES DU RHÔNE VILLAGES PLAN DE DIEU	Henri Durieu Classique Rouge		
VENTOUX	Traditionelle		

CHÂTEAU DE NALYS
Route De Courthézon
84230 – CHÂTEAUNEUF-DU-PAPE CEDEX
Tél : 04 90 83 72 52

Lo *Château de Nalys* è una delle Tenute più antiche della denominazione: la proprietà era già elencata nel registro fondiario alla fine del XVI secolo. Lo *Château de Nalys* prende il nome dal suo primo occupante, Jacques Nalys, un funzionario agricolo per l'arcidiocesi di Avignone. Dal 1633 in poi, gli fu affidato lo sviluppo di una fattoria circondata da terreni e viti, oggi la culla della Tenuta.

La famiglia Nalys produceva vino a Châteauneuf-du-Pape e rimase responsabile del *Domaine* fino alla Rivoluzione francese.

Successivamente, il *Domaine* fu venduto a una famiglia locale di Châteauneuf-du-Pape, che lo mantenne per sette generazioni.

Uno degli ultimi membri della famiglia – sicuramente il più illustre tra loro – è stato il dottor Philippe Dufays: medico condotto, arrivò nella regione durante la Seconda guerra mondiale e sposò l'erede di Nalys. Egli era un uomo appassionato, che dedicò tutte le sue risorse ed energie alla proprietà. Nel corso di quasi vent'anni, Philippe Dufays avrebbe poi ampiamente sviluppato Nalys, raddoppiando le dimensioni della proprietà e stabilendo vendite in numerosi mercati esteri.

Nel 2017, la famiglia Guigal acquisì lo Château di Nalys, convinta dell'eccezionale qualità dei suoi "terroirs" e del suo passato prestigioso.

Lo Château di Nalys gode di una posizione eccezionale nel cuore della denominazione, di fronte al paese di Châteauneuf-du-Pape e al suo famoso palazzo papale. Con i suoi sessanta ettari, questa deliziosa proprietà è composta da tre appezzamenti di dimensioni simili: "Nalys", nella zona di "Grand Pierre"; "Bois Sénéchal" (lieu-dit "Seneseau"); e il famoso "terroir" di "La Crau" (questi ultimi due appezzamenti sono dotati di antichi terreni pietrosi, con i famosi ciottoli della regione del Rodano, i "galets roulés").

Per molti anni, massima cura è stata posta nella gestione dei vigneti, secondo gli standard e i metodi più rigorosi di viticoltura sostenibile. Lo sviluppo del vigneto è la chiave per la produzione di grandi vini e la diversità dei vitigni coltivati significa che è necessario prestare particolare attenzione alle viti in ogni stagione.

Il rispetto per il sito e questi eccezionali "terroirs" sono al centro dei programmi della famiglia Guigal e stanno, passo dopo passo, spostando la proprietà verso la viticoltura biologica.

CHÂTEAU DE NALYS, Châteauneuf-du-Pape, Grand Vin, Rouge, 2017

Il *Grand Vin* dello Château de Nalys è composto, principalmente, dal vitigno di Grenache (coltivato nel "terroir" di "La Crau"): esso viene rinforzato da un'alta percentuale di Syrah e arricchito con Mourvèdre, Counoise e Vaccarèse. Questo vino viene elevato, per 18 mesi, in botti di rovere. Il *Grand Vin* si presenta con una veste rossa di colore rubino impenetrabile. Dalle lacrime si evince una buona consistenza. Al naso emergono profumi di ribes nero, mora e marasca, ma anche sentori speziati di chiodo di garofano e cannella. In bocca, questo Châteauneuf-du-Pape è sapido, tannico, ma equilibrato dalla morbidezza. Se ne consiglia l'abbinamento gastronomico con il "Brasato di Capriolo".

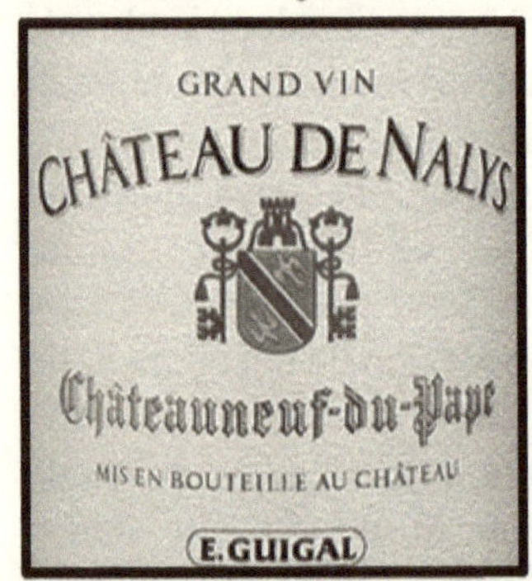

Prezzo: 93 €

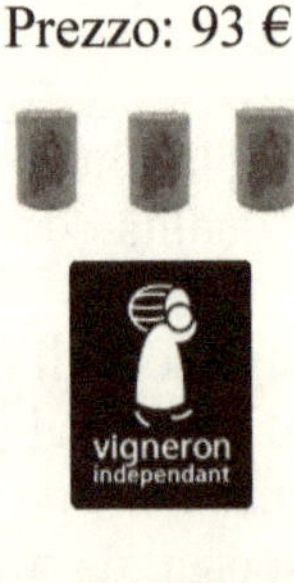

VINO	ROSSO	BIANCO
CHÂTEAUNEUF-DU-PAPE	Château de Nalys Grand Vin Saintes Pierres de Nalys	Château de Nalys Grand Vin Saintes Pierres de Nalys

DOMAINE LES GIRARD DU BOUCOU
Jacques Girard
Mas Le Boucou - 23 Route De Bédarrides
84230 - CHÂTEAUNEUF- DU-PAPE
Tél : 04 90 83 78 14

Lo Châteauneuf-du-Pape dei Girard proviene da un magnifico "terroir", costituito di ciottoli ("galets roulés") su marna del Miocene, su cui sono piantati i tredici vitigni autorizzati alla denominazione: il più importante è il Grenache Noir, coltivato in più della metà della Tenuta; ma anche i vitigni di Mourvèdre, Counoise, Syrah e Cinsault. Nel *Domaine* vengono coltivati anche altri vitigni più rustici, come il Muscardin, il Terret Noir, il Vaccarèse e i vitigni bianchi (come il Grenache Blanc, la Clairette, la Roussane, il Bourboulenc, il Picpoul e il Picardan, che vengono utilizzati in parte, in alcune annate, per produrre lo Châteauneuf-du-Pape Blanc).

Il Mistral, discendente lungo la valle del Rodano sino al golfo del Leone, porta alle vigne il sole, per una maturità eccezionale: la raccolta avviene a mano, selezionando ogni grappolo. I Girard praticano una cultura organica, senza alcun uso di fertilizzanti chimici, erbicidi e insetticidi non autorizzati nell'agricoltura biologica.

Per quanto riguarda il vino, lo Châteauneuf-du-Pape Rouge è costituito da una cuvée con il 70% di vitigno di Grenache e il 30% di altre varietà: il vino viene invecchiato in botti per 12 mesi e poi in vasca, per 6 mesi. Lo Châteauneuf-du-Pape *Clos de Fergy* (70% di Grenache e 30% di altre varietà) è invecchiato in botti, e ne vengono prodotte circa 1200-1500 bottiglie.

Lo Châteauneuf-du-Pape Blanc *Tradition* (70% di Grenache Blanc e 30% di altre varietà) è coltivato su un terreno di 0,6 ha: una parte di questo vino viene affinata in botte.

DOMAINE LES GIRARD DU BOUCOU, Châteauneuf-du-Pape, Rouge, 2018

Lo Châteauneuf-du-Pape rosso, del *Domaine Les Girard du Boucou*, è una cuvée di Grenache (70%) e di altre varietà. Il vino viene elevato per 12 mesi in botti di rovere e, per altri 6 mesi, in vasca.

Questo vino si profila con un bell'aspetto di colore rosso porpora e sfumature violacee tendenti al rubino. Al naso, si distinguono aromi fruttati e speziati, nei quali emerge il ribes nero e il pepe. In bocca, esso è intenso e persistente, così come abbastanza fresco e tannico: il rosso del *Domaine Les Girard du Boucou* è un vino di qualità fine, con un'ottima persistenza, dotato di buona struttura e adatto ad accompagnare cibi/preparazioni come, ad esempio, il "Cinghiale in Umido".

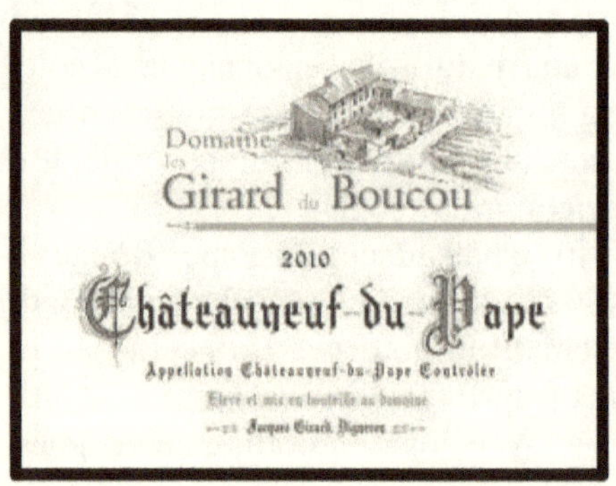

Prezzo: 27 €

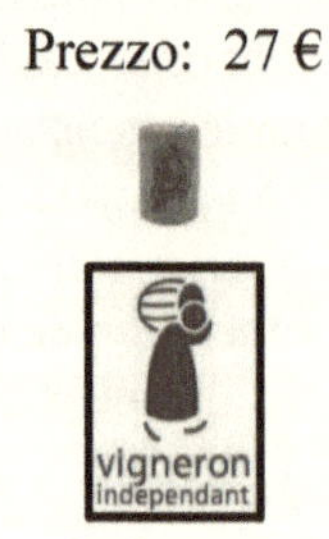

VINO	ROSSO	BIANCO
CHÂTEAUNEUF-DU-PAPE	Rouge Clos de Fergy	Tradition

DOMAINE DU VIEUX TELEGRAPHE
Christophe Beroulle, Claire Houlonne, et Corinne Mayran
3, Route De Châteauneuf Du Pape
84370 - BÉDARRIDES
Tél : 04 90 33 00 31

Il *Domaine du Vieux Télégraphe* è gestito dalla famiglia Brunier da sei generazioni, esattamente dal 1891. Il vigneto, con un'età media delle vigne di 60 anni, si trova sul famoso altopiano di Crau, la Mecca della viticoltura di Châteauneuf-du-Pape. Questo "terroir" caratterizza i vini prodotti con una mineralità molto particolare, come se fossero stati filtrati attraverso lo spesso strato di "galets roulés", lasciato al loro posto quando i ghiacciai alpini si furono sciolti, molto prima della formazione della Valle del Rodano.

Dall'inizio degli anni '80, Frédéric e Daniel, hanno assunto "in tandem" le sorti dell'azienda di famiglia. Attualmente gestiscono 100 ettari nella denominazione di Châteauneuf-du-Pape e 20 ettari nell'IGP Vaucluse e nell'AOC Ventoux. A tutto questo va aggiunta la tenuta di Les Pallières, rilevata nel 1998 in collaborazione con l'amica Kermit Lynch, che rappresenta 135 ettari in un unico appezzamento nella denominazione di Gigondas (25 dei quali coltivati a vigneto).

Nel 2015 e nel 2016, Nicolas (figlio di Frédéric) ed Édouard (figlio di Daniel) sono entrati nell'azienda di famiglia.

I trattamenti effettuati durante la stagione vegetativa sono rispettosi delle regole applicate in agricoltura biologica.

I vini del *Domaine du Vieux Télégraph* sono: il "Télégraphe" (in rosso e in bianco), il "Télégramme" (rosso), il "Piedlong" (rosso) e il "Clos la Roquète" (bianco). Nella Tenuta, però, si coltivano e vinificano, oltre alle diverse espressioni del "terroir" di Châteauneuf-du-Pape, anche *Les Pallières* a Gigondas (rosato e rosso), *Le Pigeoulet* (rosso e bianco) e il *Mégaphone* (rosso), ai piedi del Mont Ventoux.

DOMAINE DU VIEUX TELEGRAPHE, Châteauneuf-du-Pape, Blanc, 2018

Lo Châteauneuf-du-Pape Blanc, del *Domaine du Vieux Télégraphe*, viene assemblato con uve di Clairette (40%), Grenache Blanc (25%), Roussane (25%) e Bourboulenc (10%). L'età media dei vigneti è di 45 anni: essi sono situati sull'Altopiano pietroso del Crau, su di una superficie di 6 ettari, con suolo composto da melassa miocenica (da 1 a 1,5 m di profondità) poggiante su uno spesso strato di argilla alquanto carico di ciottoli.

Questo Châteauneuf-du-Pape Blanc si presenta di colore giallo paglierino con riflessi dorati, brillante e di buona consistenza. Al naso, esso sprigiona note balsamiche mentolate, così come sentori di agrumi e mineralità persistente. In bocca, il vino dimostra un'eccellente persistenza aromatica, così come un perfetto equilibrio che raggiungerà presto l'armonia. Esso si abbina con il "Risotto al Tartufo Nero".

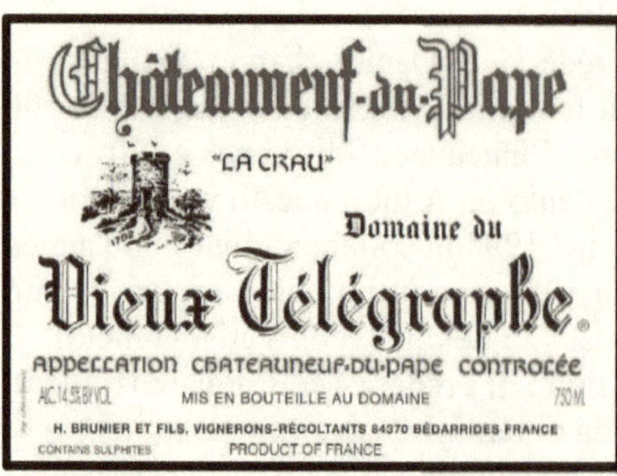

Prezzo: 61 €

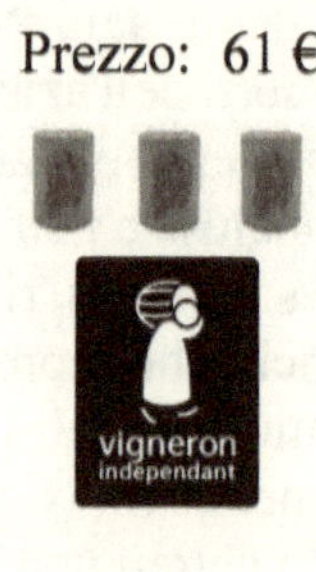

VINO	ROSSO	ROSATO	BIANCO
CHÂTEAUNEUF -DU-PAPE	Rouge Télégramme Piedlong		Blanc Clos La Roquètte
GIGONDAS	Les Racines Terrasse du Diable	Au Petit Bonheur les Pallières	
VAUCLUSE	Le Pigeoulet		Le Pigeoulet
VENTOUX	Mégaphone		

DOMAINE DU GRAND TINEL - DOMAINE DE SAINT PAUL
Isabelle Jeune
3, Route De Bédarrides BP 58
84232 - CHÂTEAUNEUF- DU-PAPE CEDEX
Tél : 04 90 83 70 28

Già sotto Luigi XV, nel 1770, François Establet possedeva un vigneto a Châteauneuf-du-Pape Calcenier, chiamato *Les Papes*. Nel 1836, Alex Establet acquistò altri vigneti nella zona di Escalruins.

Ma fu suo figlio, Georges Establet, ad acquistare le trame della *Gardiole* nel 1846, che ancora rappresentano il cuore della Tenuta, insieme al *Moulin à Vent*.

Nato nel 1906, Lucien Jeune possedette vigneti nella zona chiamata Baucau e Pied Redon.

Negli anni '30, egli trasportava ancora il vino; poi diventò sindaco di Châteauneuf per 25 anni. Negli anni '60, le due Tenute divennero una sola, quando Christiane Establet e Pierre Elie Jeune si sposarono.

Il Domaine du Grand Tinel è, quindi, il frutto di due famiglie di Châteauneuf-du-Pape, già conosciute nel XVI secolo: gli Establet e i Jeune.

Nel vigneto del *Domaine du Grand Tinel*, con una superficie di 74 ettari, si coltivano vecchie viti di diverse varietà.

Su di una superficie di 56 ha si coltivano i vitigni per produrre lo Châteauneuf-du-Pape, ossia: il Grenache Noir, il Syrah, il Cinsault, il Mourvèdre e il Counoise per il rosso; il Grenache Blanc, la Clairette e il Bourboulenc per il bianco.

In altri 18 ettari si produce il Côtes-du-Rhône, con i vitigni di Grenache Noir e Carignan.

Dopo essere stata vendemmiata, l'uva subisce una completa diraspatura del grappolo, poi una pigiatura; successivamente, essa viene distribuita in vasche di fermentazione, utilizzando una pompa di raccolta.

La vinificazione dura dalle 3 alle 4 settimane, con il controllo della temperatura durante tutte le fasi della fermentazione alcolica; quindi avvengono il travaso e la pressatura delle vinacce. In ultimo, il vino viene conservato in botti di rovere (vecchia quercia per una parte, e in botti nuove di rovere per un'altra), per un minimo di 1 o 2 anni.

DOMAINE DU GRAND TINEL, Châteauneuf-du-Pape, Rouge, 2016
Il vino è un assemblaggio dei vitigni di Grenache (all'80%, con vigne di 74 anni d'età media) e di Syrah (20%). Il terreno è silico-argilloso con "galets roulés". Lo Syrah viene elevato in botte da 12 a 18 mesi, a seconda delle annate; mentre il Grenache utilizza, preferibilmente, le demi-muids.
Lo Châteauneuf-du-Pape, del *Domaine du Grand Tinel*, è di colore rosso rubino, con tonalità violacee: all'esame olfattivo, esso presenta sentori fruttati e speziati, nei quali prevalgono il ribes e la mora, così come il ginepro e la noce moscata; nel finale persistono note tostate. Al palato, questo vino evidenzia tannini setosi, accompagnati da un'ottima morbidezza. Se ne consiglia l'abbinamento gastronomico con formaggio pecorino stagionato (pecorino di Farindola o Gregoriano), ma si dimostra eccellente con il "Civet di Camoscio".

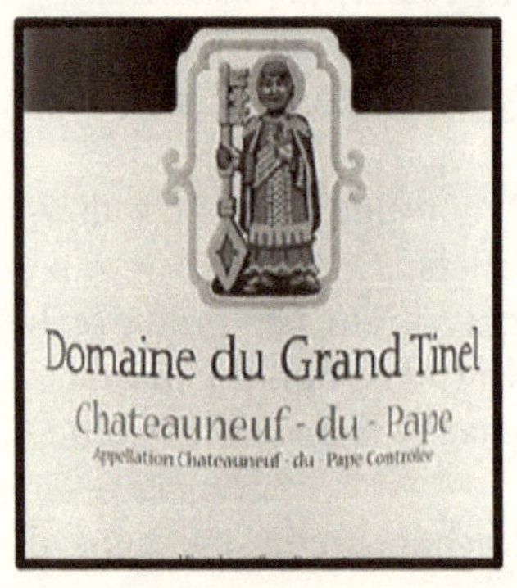

Prezzo: 29,50 €

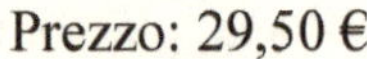

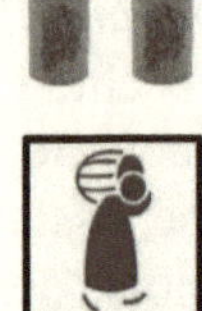

VINO	ROSSO	BIANCO
CHÂTEAUNEUF-DU-PAPE	Rouge Cuvée Heres Cuvée Alexis Establet	Blanc
CÔTES DU RHÔNE	Rouge	Blanc

DOMAINE DU BOIS DES DAMES
DOMAINE MEFFRE JACK & FILS
Hugues Meffre e Aurélie Meffre
2600 Route De Cairainne
84150 - VIOLES
Tél : 04 90 70 94 90
Membro di una famiglia la cui presenza in Vaucluse è documentata fin dal 1550, Hugues è l'erede di una solida tradizione rappresentata dalla terra e dai viticoltori.

Gabriel e Juliette, i nonni di Hugues, sono stati coloro che avrebbero poi sviluppato le cantine e il destino della famiglia. Originario di Séguret, dove suo padre era un contadino di condizioni molto modeste, Gabriel sposò Juliette Chauvet, nel 1929; ed entrambi si stabilirono nella piccola fattoria di famiglia di Juliette, situata a Gigondas.

Questa coppia visionaria e perseverante, aiutata dal figlio Jacques, ha poi acquisito, grazie a una vita di duro lavoro, le Tenute che oggi sono tra le più belle della Valle del Rodano meridionale.

Hugues, sempre accompagnato dal padre Jacques, è stato affiancato dalla figlia Aurélie: oggi, le tre generazioni insieme perpetuano l'eredità di famiglia.

Il *Domaine de Valori* si trova nella città di Courthézon: è stato creato nel 1935 e deve il suo nome al luogo in cui si trova (esso è gestito dalla famiglia Meffre dal 1967). La Tenuta copre una superficie di 8 ettari: essa è composta per il 60% dal vitigno di Grenache, per il 20% dal vitigno di Syrah e per il 20% da quello di Mourvèdre. L'età media del vigneto è di circa 35 anni: il "terroir" in cui si trova è costituito da argilla calcarea e ciottoli, ed è rinomato per la sua qualità. La resa per ettaro è di 30-33 hl. La vinificazione avviene in maniera tradizionale, mentre la svinatura avviene dopo 6 settimane, per favorire la ricerca di potenza e rotondità grazie ad un susseguirsi di follature. L'affinamento avviene in vasca, per 2 anni.

DOMAINE DE VALORI, Châteauneuf-du-Pape, Rouge, 2017

Il vino si presenta di colore rosso porpora, con sfumature violacee e luminose: gli archetti e le lacrime rilasciate nel bicchiere denotano un'ottima consistenza. Al naso, lo Châteauneuf-du-Pape del *Domaine de Valori* libera aromi di piccoli frutti (ribes e lampone), così come una discreta speziatura (pepe e liquirizia). In bocca, esso è avvolgente, con lunga persistenza aromatica e tannini morbidi. Si tratta di un vino di qualità fine, con il quale si consiglia di abbinare l'"Agnello al Forno".

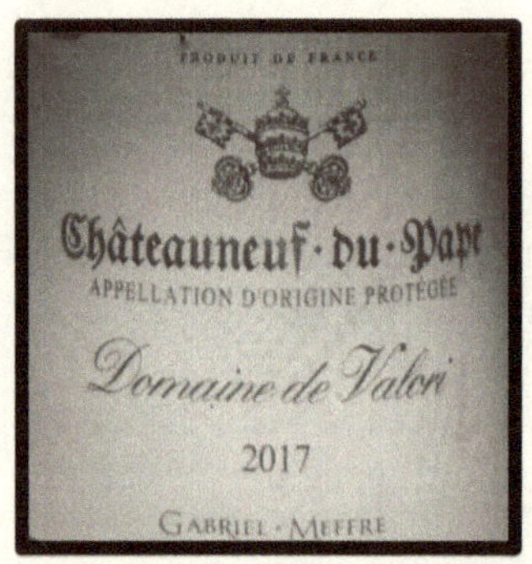

Prezzo: 14 €

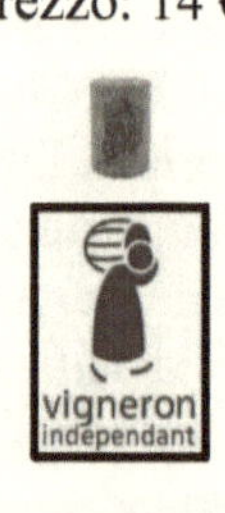

VINO	ROSSO
CHÂTEAUNEUF-DU-PAPE	Domaine de Valori
GIGONDAS	Domaine de la Daysse Domaine Sainte Anne
CÔTES DU RHÔNE VILLAGES PLAN DE DIEU	Domaine du Bois des Dames
CÔTES DU RHÔNE	Domaine de Dieumercy
CÔTES DU RHÔNE VILLAGES	Domaine du Bois des Dames Domaine de L'Abbaye de Prébayon

DOMAINE DE LA VIEILLE JULIENNE
Jean-Paul Daumen
Route De Courthézon Le Grès
84100 - ORANGE
Tél : 04 90 34 20 10

Nel XVII secolo, sulle alture del Lieu-dit Clavin e al limite del versante settentrionale delle terrazze di Châteauneuf-du-Pape, fu fondato il *Domaine de la Vieille Julienne*, che oggi copre 20 ettari di vecchie vigne in un unico appezzamento ed è diviso tra lo Châteauneuf-du-Pape rosso *Les Trois Sources* e l'altro Cru di Châteauneuf-du-Pape rosso *Les Hauts-Lieu*; inoltre il *Domaine* produce il Côtes-du-Rhône rosso e bianco, ottenuto nella località Lieu-dit Clavin.

L'esposizione a nord dei terreni di pendio conferisce, al vigneto, una speciale capacità di adattarsi agli eccessi climatici del sud della Valle del Rodano e di produrre vini unici, eleganti ed equilibrati.

Di generazione in generazione, i "terroirs" sono stati curati con il massimo rispetto, e con attente pratiche di coltivazione.

Nel *Domaine de la Vieille Julienne* vengono selezionati, riprodotti e piantati tutti i vitigni tradizionali e originali, che concorrono alla denominazione di Châteauneuf-du-Pape.

Le vendemmie – eseguite interamente a mano – consentono una prima cernita in vigna e una seconda all'arrivo in cantina dell'uva (trasportata in cassette).

La vinificazione rimane tradizionale e la fermentazione è naturale, senza aggiunte. I preziosi lieviti autoctoni, presenti nella fioritura dei frutti di bosco, rivelano la singolarità di ciascuno dei "terroirs" e l'espressione di ogni annata.

Dopo una lenta e lunga vinificazione, i vini vengono travasati, per gravità, in botti di rovere. Successivamente, dopo una maturazione di 18 mesi, viene effettuato l'imbottigliamento, senza chiarifica e senza filtrazioni.

Tutti i vini sono certificati in biodinamica da Demeter.

DOMAINE DE LA VIEILLE JULIENNE, Châteauneuf-du-Pape, Les Trois Sources, Rouge, 2017

Lo Châteauneuf-du-Pape *Les Trois Sources* è un uvaggio di Grenache (70%), Syrah (10%) e Mourvèdre (10%), come pure di Counoise e Cinsault per un altro 10%.

Dopo la diraspatura e la fermentazione alcolica, a temperatura controllata, i vini vengono imbottigliati senza chiarifica né filtrazione; poi, essi subiscono un affinamento in botti da 50 hl, per un anno.

Il vino si presenta di colore rosso rubino con tonalità chiara, luminoso e di buona consistenza; al naso, esso rivela sentori di mallo di noce, frutta rossa e spezie finissime. In bocca, *Les Trois Sources* è caldo di alcol, con tannini setosi, dimostrando un ottimo equilibrio. Si tratta di uno Châteauneuf-du-Pape di qualità fine, particolarmente persistente, con finale di liquirizia e note balsamiche. Se ne consiglia l'abbinamento gastronomico con il "Fagiano in Salmì alla Toscana".

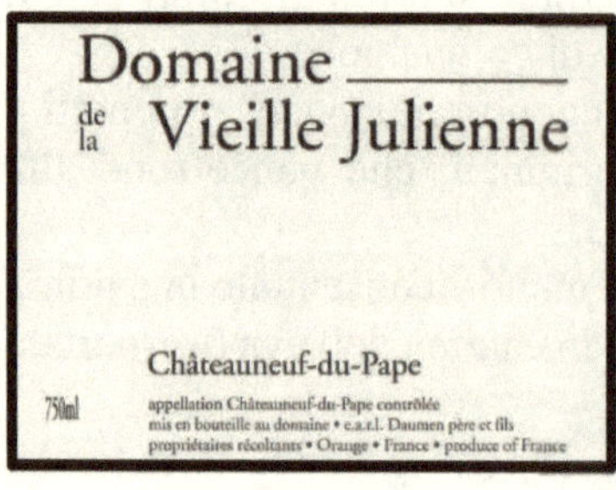

Prezzo: 46 €

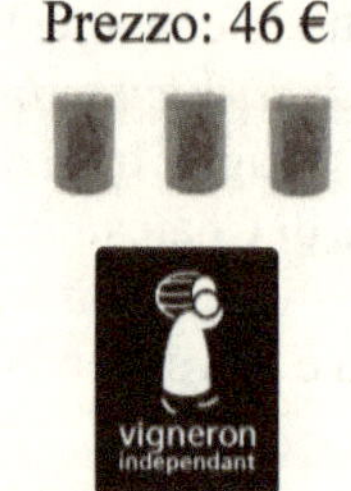

VINO	ROSSO	BIANCO
CHÂTEAUNEUF-DU-PAPE	Les Trois Sources Les Haut-Lieux Réservé	
CÔTES DE RHÔNE	Lieu-Dit-Clavin	Lieu-Dit-Clavin

CHÂTEAU MAUCOIL
Bénédicte Bonnet e Bénédicte et Charles Bonnet
Chemin de Maucoil
84100 - ORANGE
Tél : 04 90 70 98 70

Diverse famiglie illustri si sono succedute a capo della proprietà: la famiglia Arnaud, originaria di Châteauneuf-du-Pape da generazioni, e già proprietaria di un altro Château, ha deciso di acquisire la Tenuta nel 1995. Bénédicte, la più giovane della famiglia Arnaud, ha rilevato lo Château, con il marito Charles Bonnet, nel 2009.

Nel 2013, Bénédicte e Charles Bonnet si sono uniti a Frédéric e Benoît Lavau nella stessa azienda, che gestiscono insieme.

La Tenuta è composta da 25 ettari di AOC Châteauneuf-du-Pape e di 18 ettari di AOC Côtes-du-Rhône Villages. Il *Domaine* si estende sui Comuni di Châteauneuf-du-Pape, Orange e Sorgues, nel Vaucluse.

La denominazione di Châteauneuf-du-Pape è rinomata in tutto il mondo per i suoi vini prestigiosi e le sue 13 varietà di uva: Grenache, Syrah, Mourvèdre, Picpoul, Roussanne, Clairette, Bourboulenc, Muscardin, Picardan, Counoise, Cinsault, Terret Noir e Vaccarèse. Lo *Château Maucoil* è uno dei rari produttori di Châteauneuf-du-Pape ad aver conservato i 13 vitigni.

Le varietà prosperano su tre diversi tipi di "terroir": il primo è fatto di argilla rossa nel substrato, per nutrirsi di acqua, dove le viti possono mettere radici fino a tre metri di profondità; il secondo, a ovest, è costituito da rocce calcaree dure, con sottosuolo argilloso o formate da arenarie molasse; il terzo si trova a est, su suoli di colline sabbiose, formate dal ritiro del Rodano, che si trovano tra aree boscose e altipiani pietrosi.

Lo *Château Maucoil* ha ottenuto il marchio di Agricoltura Biologica nel 2014.

Al momento della vendemmia, viene raccolta ogni varietà di uva alla sua migliore maturità: il che significa che i Bonnet devono dilazionare il raccolto da 4 a 6 settimane, data la diversità dei vitigni e dei "terroirs". Le vendemmie vengono effettuate a mano: questo permette di fare la prima cernita sulla vite; quindi si effettua una seconda selezione sul trattore, che è dotato di un nastro di smistamento. Le uve vengono poi portate in cantina, dove passano, ancora una volta, su un tavolo di cernita, per subire una terza e ultima selezione. Dopo queste tre fasi di cernita manuale, l'uva che arriva nei tini è quindi perfetta.

CHÂTEAU MAUCOIL, Châteauneuf-du-Pape, Rouge, 2017
Questo vino utilizza le varietà di Grenache Noir, Syrah, Mourvèdre e Cinsault: le vigne hanno un'età media di 40 anni e sono coltivate su suoli di sabbia e "galets roulés", con una resa di 25 hl/ha.
Il vino si presenta di colore rosso rubino, luminoso e consistente: esso sprigiona sentori di mora e ribes nero, immersi in un alone aromatico speziato, con note tostate. Al palato, lo Châteauneuf-du-Pape dello *Château Maucoil* è persistente ed equilibrato. Per le sue caratteristiche, esso trova un ottimo abbinamento con lo "Stufato di Manzo alla Piemontese".

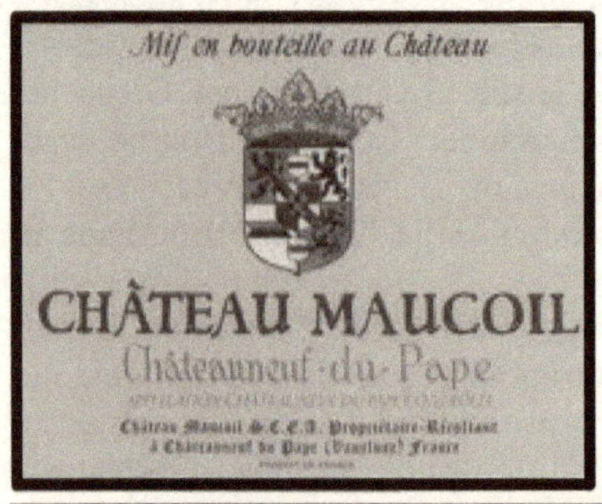

Prezzo: 27 €

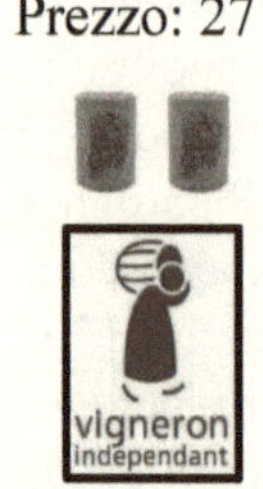

VINO	ROSSO	
CHÂTEAUNEUF-DU-PAPE	Tradition Privilège Esprit	Tradition Trésor
CÔTES DU RHÔNE VILLAGES	Nature 1895	Château Maucoil Blanc

DOMAINE DE BEAURENARD
Daniel et Frédéric Coulon, Antonin Coulon, et Paul Coulon
10, Avenue Pierre De Luxembourg
84231 - CHÂTEAUNEUF- DU-PAPE CEDEX
Tél : 04 90 83 71 79

Il *Domaine de Beaurenard* è un'azienda familiare da sette generazioni; in un atto notarile del 16 dicembre 1695, è menzionato il *Bois Renard*, che successivamente sarà denominato *Beaurenard*.

Daniel e Frédéric Coulon conducono la Tenuta, avendola rilevata da Paul e Régine: i due fratelli si sforzano di perpetuarne la tradizione.

Il *Domaine* si estende su 32 ettari di vigneto a Châteauneuf-du-Pape, su 25 ettari a Rasteau e su 6 nella denominazione di Côtes-du-Rhône.

L'intera Tenuta è coltivata in modo biologico (certificato Ecocert) e anche biodinamico (certificato Demeter): ciò per consentire la migliore espressione degli spettacolari "terroirs" in cui sono impiantati i vigneti e per sviluppare la produzione di vini tipici, di carattere e di grande equilibrio.

Il "terroir" di Châteauneuf-du-Pape è unico, con i suoi grossi "galets roulés" che, riscaldati dal sole, rilasciano un calore soffuso che favorisce la maturità e la concentrazione delle uve.

L'età media delle vigne è di 45 anni, con una resa dai 25 ai 30 hl/ha.

Dei 32 ettari, 15 sono costituiti da vigne che hanno un'età superiore ai 60 anni: una parte di esse – quelle quasi centenarie – producono il *Boisrenard*.

I vini rossi di Châteauneuf-du-Pape vengono prodotti con la "sinfonia dei 13 vitigni" caratteristici della denominazione, tra i quali prevale l'uva di Grenache, oltre al Syrah, al Mourvèdre e al Cinsault.

A Rasteau, il terreno è argillo-calcareo, con un sottosuolo di argille blu disposto su costoni e terrazze.

DOMAINE DE BEAURENARD, Châteauneuf-du-Pape, Blanc, 2019
Lo Châteauneuf-du-Pape Blanc, del *Domaine de Beaurenard*, è ottenuto, principalmente, con le varietà di Clairette e Roussane, poi di Grenache Blanc e Bourboulenc, oltre a un po' di Picpoul e Picardan.

Questo vino viene prodotto con il metodo agricolo biologico e biodinamico: la fermentazione, a temperatura controllata, avviene in barriques nuove (l'affinamento sulle fecce fini in barriques, per 6 mesi, garantisce una buona chiarifica e armonia).

All'esame visivo, lo Châteauneuf-du-Pape Blanc appare di colore giallo paglierino, con riflessi dorati e brillante. All'esame olfattivo emergono aromi varietali di fiori e agrumi, con una buona nota minerale. Al palato, esso ripropone le sensazioni olfattive immerse in una piacevole speziatura. Si tratta di un vino di buona persistenza gustativa e notevole struttura, che si accompagna molto bene con il "Vol-au-Vent ai Funghi e Tartufo".

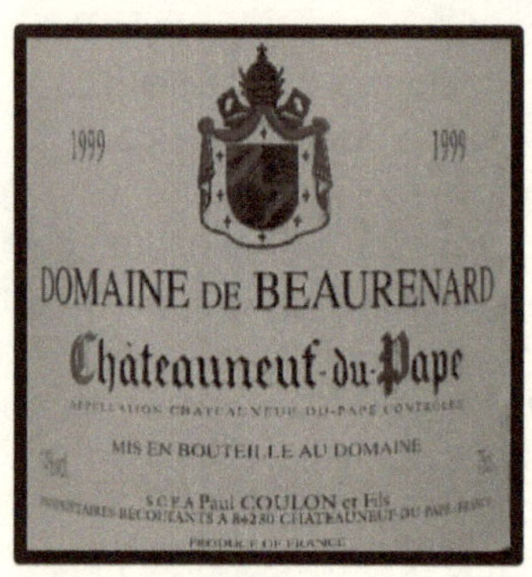

Prezzo: 37 €

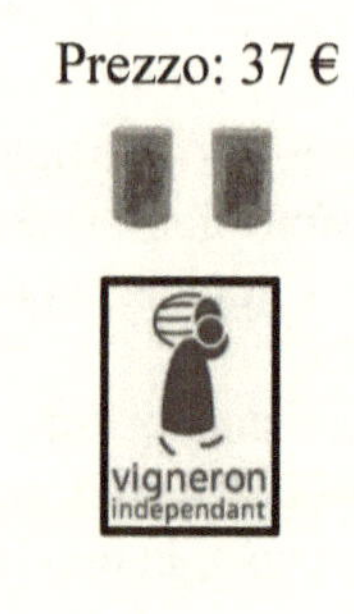

VINO	ROSSO	BIANCO
CHÂTEAUNEUF-DU-PAPE	Rouge Boisrenard	Blanc Boisrenard
CÔTES DU RHÔNE	Rouge	
RASTEAU	Rouge	
VIN DOUX NATUREL RASTEAU	Grenat	

CHÂTEAU FORTIA
Pierre Pastre
Route De Bédarrides - BP 13
84230 - CHÂTEAUNEUF- DU-PAPE
Tél : 04 90 83 72 25

La storia dello *Château Fortia* risale al XVII secolo, come testimoniano i manoscritti dell'epoca, che descrivono una piccola fattoria nel luogo in cui sorge l'attuale Château. La Tenuta divenne proprietà di Hercules Paul de Fortia a metà del XVIII secolo.

Nel 1919, il barone Le Roy non sarebbe stato solo un viticoltore a Châteauneuf-du-Pape, ma sarebbe diventato anche una delle personalità più eminenti nel mondo del vino, in particolare grazie al suo ruolo nella creazione della prima Appellation d'Origine Contrôlée in Francia: Châteauneuf-du-Pape.

Dal 2004, Pierre Pastre, marito di Chantal Le Roy, ha assunto la gestione della Tenuta. Desideroso di perpetuare la tradizione della qualità, egli ha intrapreso la ristrutturazione della Tenuta: studio approfondito dei terreni, rinnovo del vigneto e ammodernamento delle cantine.

Nel 2016, Pierre Pastre ha deciso di fare un passo indietro, per approssimarsi lentamente verso il pensionamento, reclutando così due persone appassionate del mondo del vino: la prima, Sandra Rochel, è responsabile del lavoro del vigneto e della vinificazione; mentre la seconda, Anna Olejnik, si occupa della gestione amministrativa e commerciale della Tenuta. Insieme, esse lavorano per soddisfare i requisiti attuali, preservando la tradizione e lo spirito di Fortia.

Lo *Château Fortia* si trova nel cuore della più famosa delle denominazioni nel sud della Valle del Rodano, Châteauneuf-du-Pape: esso si estende su 36 ettari, 32 dei quali dedicati alla coltivazione della vite. I vigneti, tutti situati su dolci pendii esposti a sud, sono ricoperti da "galets roulés" che svolgono un ruolo molto importante per le viti, immagazzinando calore durante il giorno, per poi ripristinarlo di notte, favorendo così una buona maturazione e concentrazione delle uve. I terreni vengono lavorati meccanicamente, senza diserbanti chimici: il vigneto *Château Fortia* è certificato "Terra Vitis" dal 2016;

inoltre, dal 2019, l'Azienda è stata certificata anche come "High Environmental Value" (HVE) di livello 3.
Le vigne dello *Château Fortia* hanno un'età media di 30 anni e sono, soprattutto, a bacca rossa: il Grenache Noir, l'uva emblematica della denominazione, è dominante.

CHÂTEAU FORTIA, Châteauneuf-du-Pape, Rouge, Tradition, 2017
Lo *Château Fortia*, con il suo *Tradition*, produce un'eccellenza di Châteauneuf-du-Pape: il vino si compone di un assemblaggio dei vitigni di Grenache (45%), Mourvèdre (45%) e Syrah (10%). La raccolta delle uve è manuale, con cernita per parcella: i grappoli vengono diraspati al 90%, quindi avviati alla macerazione e alla fermentazione per 4-5 settimane. L'affinamento in botte ha una durata di 18-24 mesi.
Il *Tradition* sfoggia una veste di colore rosso rubino con sfumature violacee; al naso emergono la ciliegia sotto spirito, il pepe nero, il cacao e il cuoio. Al palato trionfa la morbidezza, nonostante gli ottimi tannini, così come la persistenza aromatica. Esso si abbina ai formaggi "Chabichou du Poitou" o "Crottin de Chavignol", ma risulta ottimo l'accompagnamento con il "Rôti de Filet de Boeuf au Beurre d'Ail et Romarin".

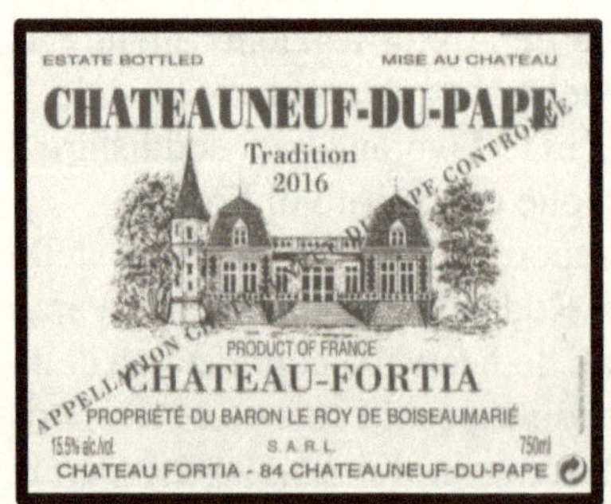

Prezzo: 25,90 €

VINO	ROSSO	BIANCO
CHÂTEAUNEUF-DU-PAPE	Cuvée du Baron Tradition Réserve	Edmée le Roy

CHÂTEAU DE LA GARDINE - CHÂTEAU SAINT-ROCH
Maxime Brunel
Route De Roquemaure
84230 – CHÂTEAUNEUF-DU-PAPE CEDEX
Tél : 04 90 83 73 20

La tradizione vinicola della famiglia Brunel risale al XVII secolo: Gaston Brunel, un famoso commerciante, acquistò poi lo *Château de la Gardine*, a Châteauneuf-du-Pape, nel 1945.

La Tenuta è ora gestita dai suoi due figli, Patrick e Maxime, con l'aiuto delle loro mogli Eve e Maryse e dei loro figli Marie-Odile e Philippe.

La Tenuta si estende per 52 ha di vigneto (48 ha sui quali si coltivano vitigni per produrre vino rosso, e 4 ha dai quali si ricava vino bianco) e per 20 ha di bosco, raggruppati intorno alla proprietà.

Oggi, circa il 70% della produzione viene esportata in una trentina di Paesi.

Nel 1998, la famiglia ha acquistato lo *Château Saint-Roch*, a Roquemaure (40 ha), dove vengono prodotti Côtes-du-Rhône e Lirac (rossi, rosati e bianchi). Eve Brunel, enologa anche delle altre due Tenute, cura la vinificazione allo *Château St-Roch*.

Oggi, la famiglia Brunel sta tornando alla tradizione del commercio dei vini "Brunel de la Gardine", consentendo loro di offrire una vasta gamma di vini delle regioni del Rodano settentrionale e meridionale.

Patrick Brunel, grazie ai suoi rapporti di fiducia con i migliori viticoltori della regione, seleziona vini di alta qualità; e la famiglia utilizza poi le proprie competenze nell'assemblaggio e nell'affinamento dei vini, rispettando la tipicità di ogni "terroir".

Situato a ovest, nella denominazione di Châteauneuf-du-Pape, lo *Château de la Gardine* offre una straordinaria vista sul fiume Rodano, spazzato dal maestrale e baciato dal sole. Profondamente radicati in un terreno coperto di ciottoli, i vigneti guardano il fiume e contrastano con l'azzurro del cielo.

Lo *Château de la Gardine* è un'azienda a conduzione familiare, composta da 8 membri che rappresentano 3 generazioni che puntano al futuro. La lavorazione della terra e le pratiche di cantina avvengono nel rispetto del "terroir" e dei valori di famiglia tramandati da ogni generazione a quella successiva, offrendo costantemente l'eccellenza.

CHÂTEAU DE LA GARDINE, Châteauneuf-du-Pape, Rouge, Tradition, 2017

Il *Tradition* dello *Château de la Gardine* è una cuvée dei vitigni di Grenache (65%), Mourvèdre (15%), Syrah (15%) e Muscardin (5%). All'esame visivo, esso appare rosso rubino con riflessi violacei; al naso sprigiona aromi fruttati e speziati, dai quali emergono la ciliegia, la mora e il chiodo di garofano, così come risalta un finale persistente di eucalipto. In bocca, questo vino è abbastanza fresco, con buoni tannini e caldo di alcol. Esso si abbina al "Cinghiale in Salmì".

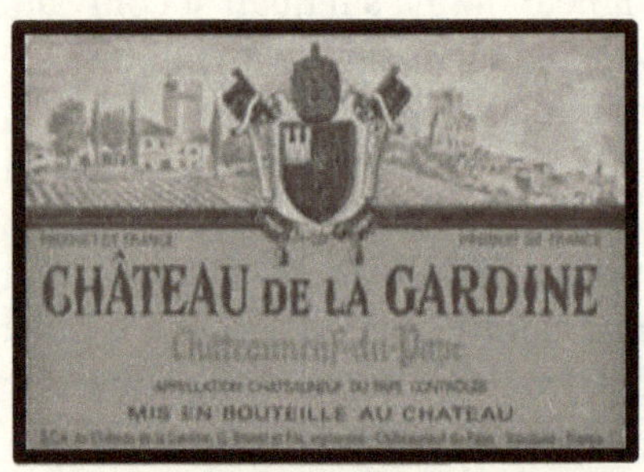

Prezzo: 35 €

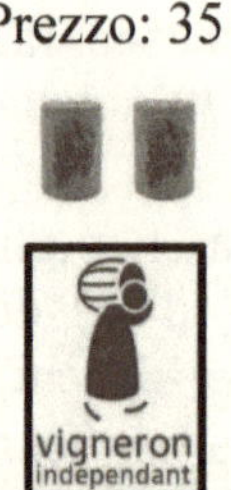

VINO	ROSSO	BIANCO
CHÂTEAUNEUF-DU-PAPE Château de la Gardine	Tradition Génération Gaston-Philippe Peur Bleue Immortelle Génération Marie-Léoncie	Tradition
RASTEAU Château de la Gardine	Même pas peur Château de la Gardine	

NELLA TABELLA NON SONO INSERITI I VINI "BRUNEL DE LA GARDINE" E QUELLI "CHÂTEAU SAINT ROCH"

CHÂTEAU DE MANISSY
Florian André
Route De Roquemaure
30126 - TAVEL
Tél : 04 66 82 86 94

Lo *Château de Manissy* è una Tenuta storica sulla riva destra del Rodano, risalente al XVII secolo, di proprietà dei monaci. Nel XX secolo, lo *Château de Manissy* ha rappresentato il vigneto emblematico per i vini della denominazione di Tavel. L'enologo Florian André, dal 2003, continua la tradizione nella produzione di vini della Valle del Rodano Meridionale e lavora quotidianamente per un'agricoltura sempre più legata all'ambiente e al territorio.

Florian, con notevole professionalità, propone vini di qualità, rappresentativi dei "terroirs" e rispettosi dell'ambiente.

Egli, infatti, non utilizza in vigna prodotti chimici (fertilizzanti chimici, pesticidi ed erbicidi), effettuando invece trattamenti della vite con rame e zolfo (nelle proporzioni più basse possibili, per non inquinare il terreno). Lavorando a monte, Florian anticipa il più possibile i trattamenti (preventivi piuttosto che curativi) e pratica tecniche meccaniche (dissodamento) per combattere le erbacce.

Dal 2003, Florian André ha cercato costantemente di migliorare la qualità dei vini, apportandovi sempre più precisione, finezza e freschezza. Fervido difensore dell'ambiente, Florian è anche appassionato di tecnologia e investe, ogni anno, per avere attrezzature all'avanguardia. Lo *Château de Manissy* si inserisce nella continuità e nella tradizione dei monaci, portando un'impronta di modernità e rispetto per l'ambiente. Oggi, la Tenuta ha 60 ettari nelle denominazioni di Tavel, Châteauneuf-du-Pape, Lirac e Côtes-du-Rhône.

CHÂTEAU DE MANISSY, Châteauneuf-du-Pape, Rouge, Trinité, 2018
Il vitigno di Grenache, prevalente nel *Trinité*, viene coltivato su di un "terroir" di argilla e "galets roulés", con il vigneto esposto a sud-est. La vendemmia si effettua a mano, quindi avvengono la diraspatura e la pigiatura delle uve, con macerazione a freddo per un tempo di 12-48 ore. La fermentazione si svolge a temperatura controllata (24-

28°C), per circa 25 giorni. Per l'affinamento si utilizzano prima vasche di cemento, poi botti nuove da 500 litri, per circa 12 mesi. Alla degustazione, il vino si presenta con un mantello rosso rubino intenso e impenetrabile, abbastanza consistente e luminoso. Al naso emergono sentori persistenti di ribes nero e mora, racchiusi in un alone speziato. In bocca è tannico, dimostrando una splendida struttura e un'intensa sensazione pseudocalorica. Per le sue caratteristiche organolettiche, il *Trinité* di Florian André si accompagna con il "Carré di Agnello Arrosto".

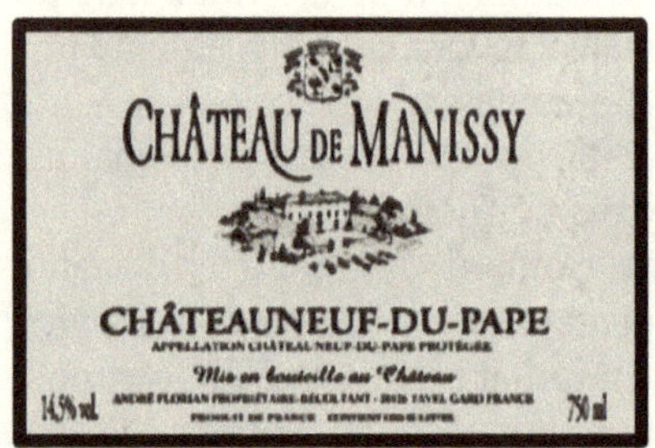

Prezzo: 26,40 €

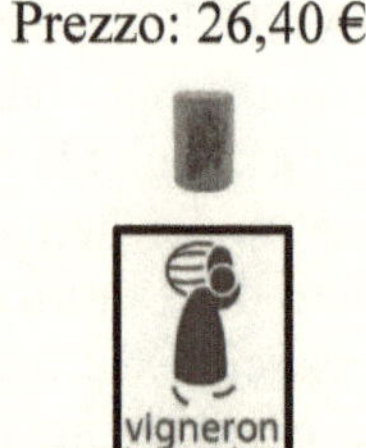

VINO	ROSSO	ROSATO	BIANCO
CHÂTEAUNEUF-DU-PAPE	Trinité		
CÔTES DU RHÔNE	Oracle Terre Davan	Oracle	Oracle
TAVEL		Cuvée Langoustière Trinité Tête de cuvée Terre Davan	
LIRAC	Trinité L'Avant gout du Paradis		Trinité

CHÂTEAU BEAUCHÊNE
Dominique Bernard
Route De Beauchêne
84420 - PIOLENC
Tél : 04 90 51 75 87

La famiglia Bernard è presente a Orange dal XVII secolo: dal 1971, Michel Bernard e sua moglie, Dominique Vergniaud, sono responsabili della Tenuta, che hanno gradualmente ampliato. Nel 2004, la loro figlia maggiore Amandine si è unita a loro.

Oggi, lo Château comprende 70 ettari di vigneto, distribuiti nelle denominazioni: Châteauneuf-du-Pape, Côtes-du-Rhône Village e Côtes-du-Rhône.

Ancorate alla loro terra, le generazioni di viticoltori della famiglia Bernard che si sono succedute fra loro, hanno sempre saputo che è necessario proteggere le viti, perché abbiano una lunga vita: sono, infatti, le vecchie vigne che fanno il vino migliore. Alcuni degli appezzamenti di famiglia risalgono al 1901, subito dopo la crisi della fillossera.

Ci sono 3 tipi di "terroir", nel vigneto dello *Château Beauchêne*: terrazze alluvionali con grandi "galets roulés" di quarzo, mescolati con argilla rossa sabbiosa (per lo Châteauneuf-du-Pape e il Côtes-du-Rhône Premier Terroir); terrazze alluvionali quaternarie pietrose (per il Côtes-du-Rhône Village e per la Grande Réserve); suoli collinari sabbiosi e sassosi rielaborati (per il Côtes-du-Rhône).

In 40 anni sono stati rinnovati più di 15 ettari di vigneto, per ottenere oggi una varietà media, composta per il 52% da Grenache, per il 32% da Syrah e per il 12% da Mourvèdre. Per i vini bianchi, Michel Bernard ha scelto quasi tutti i vitigni a bacca bianca (Clairette, Roussanne, Marsanne, Viognier, Grenache Blanc e Bourboulenc), perché tutti hanno una particolare qualità da promuovere.

La moderna cantina di vinificazione (5000 hl di tini in acciaio inox), consente lunghe vinificazioni, in condizioni tecniche ideali, mentre le vecchie cantine dello Château – a volta e in parte interrate – beneficiano di un'umidità e di una regolarità di temperatura ideali per l'affinamento dei vini in botti.

CHÂTEAU BEAUCHÊNE, Châteauneuf-du-Pape, Rouge, Grand Réserve, 2018

Il vino è un assemblaggio dei vitigni di Grenache (80%), Syrah (10%) e Mourvèdre (10%), con un'età delle vigne di 80-100 anni. Il *Grande Réserve* si presenta di colore rosso rubino intenso, luminoso e abbastanza consistente: esso sprigiona sentori di piccoli frutti (ribes, lampone e mora) e una sottile speziatura. In bocca, questo vino è avvolgente, con tannini setosi e una sensazione gustativa di vaniglia. Lo si consiglia con il "Petto d'Anatra all'Aceto Balsamico".

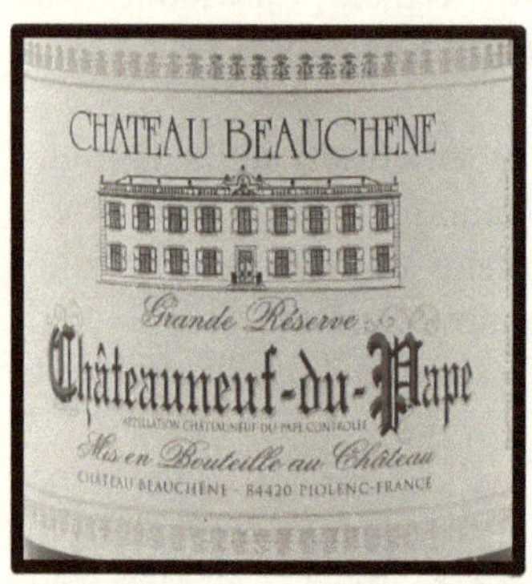

Prezzo: 29,90 €

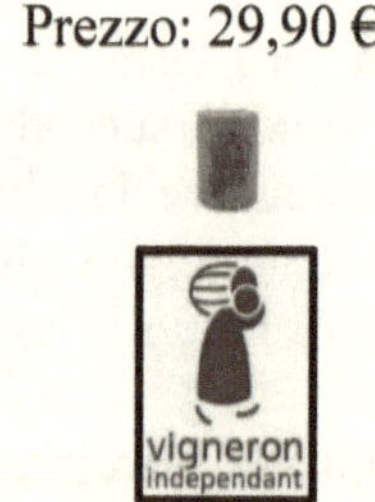

VINO	ROSSO	ROSATO	BIANCO
CHÂTEAUNEUF -DU-PAPE	Grande Réserve Grande Réserve Ommage à Odette Bernard Vignobles de la Serrière		Vignobles de la Serrière
CÔTES DU RHÔNE	Le Pavillon du Château Beauchêne Premier Terroir Grande Réserve Sans Sulfites	Grande Réserve 100% Viogner Le Pavillon du Château Beauchêne	Grande Réserve 100% Viogner Le Pavillon du Château Beauchêne

L'AZIENDA PRODUCE ANCHE UN CÔTES-DU-RHÔNE VILLAGE, ROSSO.

CHÂTEAU CABRIÈRES
Patrick Vernier e Patrick e Agnès Vernier
BP14, Chemin De Cabrières
84230 - CHÂTEAUNEUF- DU-PAPE
Tél : 04 90 83 70 26

Lo *Château Cabrières*, che risale al XIV secolo, si trova sull'altopiano di Châteauneuf-du-Pape, 3 km a nord del paese e 7 km a sud di Orange. Lo Château appartiene alla famiglia Arnaud da tre generazioni: negli anni '50, la conduzione era affidata a Louis, al quale succedette suo figlio Guy. Dal marzo 2009, Agnès e suo marito Patrick Vernier hanno assunto la gestione della proprietà con lo stesso obiettivo delle loro ascendenze.

Il metodo di coltivazione dei Vernier non è rivoluzionario, poiché essi lavorano le viti allo stesso modo dei loro avi: arare, rincalzare, spogliare ecc., costituiscono il ciclo immutabile di lavorazione del suolo.

I Vernier utilizzano fertilizzanti naturali: letame ovino, letame equino e concimi a base di alghe. I trattamenti vengono fatti solo come ultima risorsa, quando le condizioni climatiche lo richiedono: essi non praticano coltivazione biologica, ma ragionata.

L'uva viene raccolta alla sua massima maturità: la vendemmia viene effettuata manualmente (una prima scelta viene eseguita in vigna, poi, una seconda sul trattore, dotato di nastro di cernita). Le uve vengono quindi portate in cantina, dove passano nuovamente su un tavolo di cernita, per essere sottoposte a un controllo finale.

Dopo l'ultima scelta, le uve vengono diraspate e pigiate prima di essere messe in vasca. Le uve di ogni appezzamento vengono identificate e vinificate separatamente.

Durante la fermentazione alcolica, un sistema di raffreddamento permette di mantenere i vini in fase di fermentazione, alla temperatura ideale di 28-30°C. La vinificazione dura dai 15 ai 20 giorni circa, a seconda dell'annata e del vitigno.

La fase successiva è la fermentazione malolattica; quindi i vini invecchiano dai 12 ai 18 mesi, in botti provenienti, principalmente, dalle foreste francesi dell'Allier.

CHÂTEAU CABRIÈRES, Châteauneuf-du-Pape, Tradition, Rouge, 2018
Lo Châteauneuf-du-Pape dei Vernier è una miscela di Grenache
(50%), Syrah (20%), Mourvèdre (20%) e Cinsault (10%).
Questo vino si presenta con un luminoso colore rosso rubino,
dimostrando un'ottima consistenza. Al naso, esso risulta speziato-
fruttato, con sentori di pepe nero e ribes; in bocca è intenso e
persistente, con tannini morbidi e di grande struttura. Si tratta di un
vino di qualità fine, che si abbina piacevolmente alla "Lepre in Salmì".

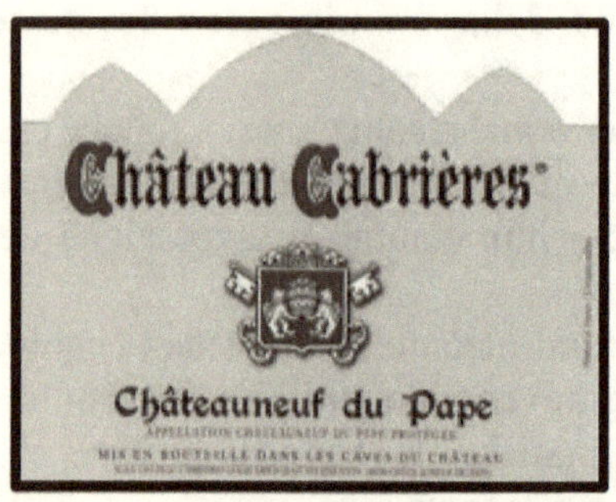

Prezzo: 27 €

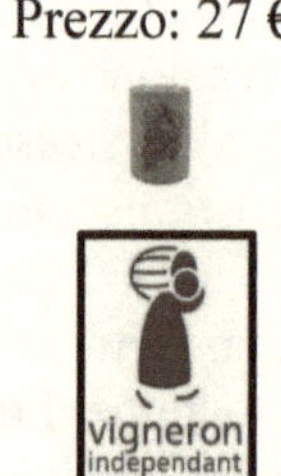

VINO	ROSSO	BIANCO
CHÂTEAUNEUF -DU-PAPE	Prestige Cuvée "Pontificis Ebrius" Vieux Millesimes Vieux Millesimes Prestige Le Siles de Cabrières	
CÔTES DU RHÔNE	Vielles Vignes	
VIN DE PAYS DE VAUCLUSE	Le Petit Cabrières RD 68	Muscat Sec

CHÂTEAU DE VAUDIEU / DOMAINE DE LA COULERETTE
Anaîs Raymond
501 Route De Courthézon
84230 - CHÂTEAUNEUF- DU-PAPE
Tél : 04 90 83 70 31

Lo *Château de Vaudieu* si estende su di una superficie di 70 ettari, nei più grandi "terroirs" della denominazione. Esso, situato nel cuore della denominazione di Châteauneuf-du-Pape, fu costruito nel 1767 dal comandante Gérin, luogotenente dell'Ammiragliato di Marsiglia.
Questo è uno dei tre castelli autentici del XVIII secolo, a Châteauneuf-du-Pape.
Fu sotto la guida di Gabriel e Juliette Meffre che il vigneto acquisì le dimensioni attuali, con 70 ettari in un raggio di 450 metri attorno a un cedro bicentenario del Libano, ospite privilegiato del maniero.
Nel 1987, la loro figlia Sylvette Bréchet ha assunto la conduzione di questa magnifica proprietà (dal 1990, Sylvette è coadiuvata dal figlio Laurent): grazie alla loro passione, la cantina è stata ammodernata, al fine di accogliere separatamente le uve provenienti dai 32 appezzamenti e di trarre il massimo potenziale da ogni "terroir".
L'Azienda si basa sui 13 vitigni della denominazione, ma è il Grenache a dominare nettamente il blend.
Il vigneto è composto da vecchie viti, che si immergono letteralmente nel sottosuolo, conferendo così all'uva tutta la sua complessità aromatica. Le rese sono molto basse: circa 25 hl/ha in media. Solo i grappoli più belli superano la selezione nella cantina.
I vini sono invecchiati dai 15 ai 18 mesi, in parte in botti, in un'antichissima cantina sotterranea. Alcuni vitigni vinificati in purezza, come il Syrah o il Mourvèdre, sono perfettamente adatti all'affinamento in legno, mentre la purezza del Grenache è conservata in grandi tini o botti da 600 litri.

CHÂTEAU DE VAUDIEU, Châteauneuf-du-Pape, Blanc, 2019
Questo Châteauneuf-du-Pape bianco è una miscela degli appezzamenti migliori di Anaîs Raymond, tratta dai vitigni di Grenache Blanc (52%), Roussanne (21%) e Clairette (27%). Le uve di questi vitigni vengono vinificate e affinate separatamente, in parte all'interno di botti di legno nuovo, in parte all'interno di vasche d'acciaio inox.
Si tratta di un vino bianco di grande struttura e di qualità fine, che si presenta di colore giallo paglierino brillante, con un naso aromatico di tiglio e agrumi; in bocca, esso è sapido ed equilibrato, rilasciando nel cavo orale una sensazione piacevole di speziatura. Lo si consiglia con il "Branzino alla Griglia".

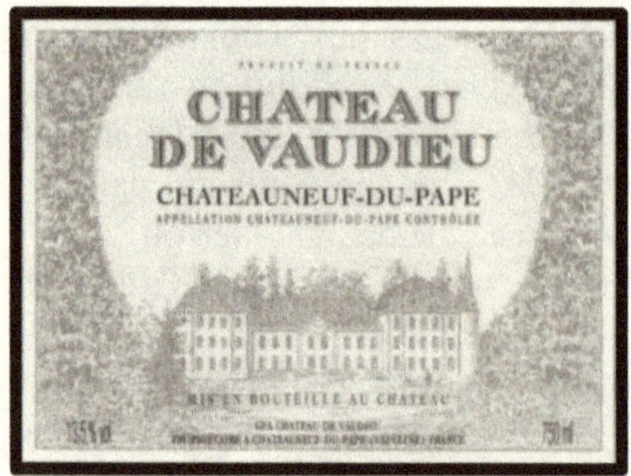

Prezzo: 19 €

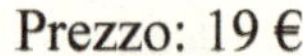

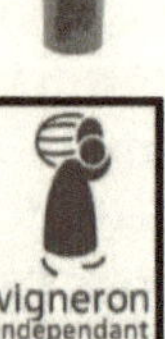

VINO	ROSSO	BIANCO
CHÂTEAUNEUF-DU-PAPE	Château de Vaudieu Cuvée "Val de Dieu" Cuvée "Amiral G."	Cuvée "Clos du Belvédère" Château de Vaudieu

CHÂTEAU GIGOGNAN
Christophe Censier e Emmanuel Laurent
1180, Chemin De Castillon
84700 - SORGUES
Tél : 04 90 39 57 46

Lo *Château Gigognan*, situato a 10 minuti da Châteauneuf-du-Pape, nel cuore della Valle del Rodano, è l'erede di una storia che affonda le sue radici nel profondo del tempo, fino alla lontana epoca della colonizzazione romana.

Successivamente, la Tenuta diventò un feudo che, con Châteauneuf-du-Pape e Bédarrides, formò un principato guidato dagli Arcivescovi di Avignone.

Durante il XVII e il XVIII secolo, l'amministrazione di Gigognan fu affidata ai signori di Provenza dagli Arcivescovi di Avignone.

Nel 1996, lo Château ha vissuto un vero rilancio, sotto l'impulso di un imprenditore della regione: completamente ristrutturato, ha riscoperto il fascino originario dei grandi manieri della Provenza. Dal 2012, grazie a una nuova squadra di professionisti esperti, esso sta vivendo una rinascita senza precedenti ed è oggetto di investimenti volti a rafforzare l'eccellenza dei vini del *Domaine*.

La proprietà ha avviato una conversione all'agricoltura biologica che si è conclusa con la certificazione "Ecocert" nel 2010: questo riconoscimento sottolinea l'esigenza di qualità e rispetto ambientale che guida il *Domaine*.

La priorità dello *Château Gigognan* è quella di promuovere gli equilibri e gli ecosistemi dei diversi "terroirs", al fine di consentire, al vigneto, di sviluppare difese naturali contro i vari attacchi – batterici o climatici – e di favorire la mineralizzazione della sostanza organica. La maggior parte degli sforzi sono concentrati su un obiettivo essenziale: fare tutto il possibile per garantire la qualità organolettica delle uve, condizione essenziale per fare grandi vini.

La vendemmia manuale è effettuata nella piena maturità delle uve, in una doppia fase, permettendo così alle uve di beneficiare di un'ottima ricchezza e concentrazione. Dal 2016, la denominazione di Côtes-du-Rhône è certificata con l'etichetta "Terra Vitis", uno standard di agricoltura ragionata che autorizza l'intervento fitosanitario per la sopravvivenza delle viti.

CHÂTEAU GIGOGNAN, Châteauneuf-du-Pape, Rouge, Cuvée Cardinalice, 2015

Il vino viene prodotto con le varietà di Grenache (80%) e Syrah (20%), con una resa di 28 hl/ha: i terreni sono argillo-calcarei, ricoperti da "galets roulés"; e la raccolta delle uve è manuale, con un'accurata cernita. Dopo una lunga fermentazione, avviene l'affinamento (da 12 a 18 mesi), utilizzando demi-muids e botti, di cui il 25% in legno nuovo: l'assemblaggio avviene dopo la fermentazione malolattica.

La *Cuvée Cardinalice* sfoggia una superba veste di colore rosso porpora con riflessi violacei; al naso emergono sentori di piccoli frutti e spezie, con note aromatiche mentolate. Al palato risaltano vivi tannini e una possente struttura. Questo vino è di qualità fine, adatto ad accompagnare la "Lepre in Salmì".

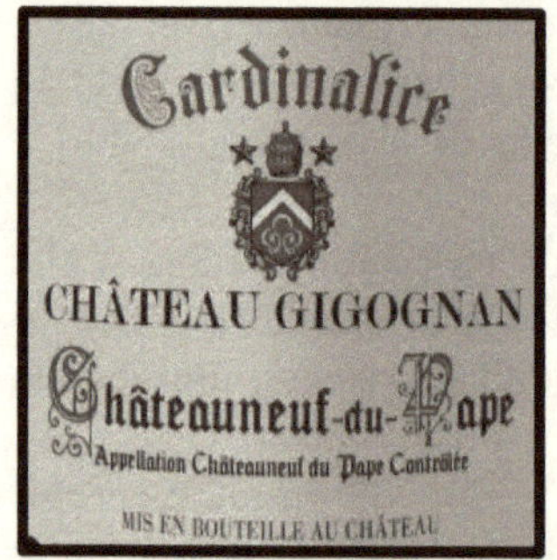

Prezzo: 49 €

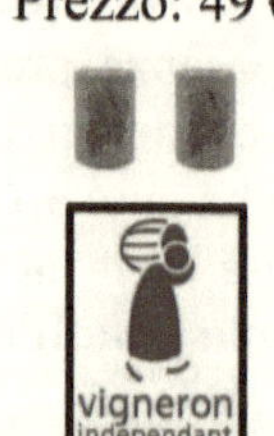

VINO	ROSSO	ROSATO	BIANCO
CHÂTEAUNEUF-DU-PAPE	Cuvée Cardinalice Clos du Roy		Clos du Roy
CÔTES DU RHÔNE VILLAGES	Bois des Moines		
CÔTES DU RHÔNE	Les Vignes du Prieuré	Les Vignes du Prieuré	Les Vignes du Prieuré

DOMAINE LE PÈRE PAPITÉ
Arniella S. e Giancatarina S.
24, Avenue Des Oliviers
84230 - CHÂTEAUNEUF-DU-PAPE
Tél : 04 90 83 75 20

Il *Domaine Le Père Papité* è stato fondato nel 1985, su una superficie di 16 ettari, nella denominazione di Châteauneuf-du-Pape: esso è coltivato nei distretti di Esqueirons, Cabrières, Tresquoys, Terres Blanches, Galimardes, Mascaronnes, Bois Dauphins, Les Reves, Palestor e Les Saumades. I vari appezzamenti presentano una differenza di "terroir" che conferisce al vino particolari qualità: le varietà maggiormente coltivate sono il Grenache, il Mourvèdre e il Syrah, con le quali si producono eccellenti Châteauneuf-du-Pape.

Nel 2000, le figlie di Jean-Louis Rogne, Sophie Giancatarina e Stéphanie Arniella, hanno assunto insieme la gestione dell'Azienda, decidendo di puntare su fiere ed esposizioni, per far scoprire al maggior numero di persone la qualità della loro produzione: esse hanno acquisito, così, anche 3 ettari di terreno nel paese di Montfaucon, per produrre Vin de France.

Successivamente, la Tenuta si è ampliata ulteriormente, con 0,5 ettari dedicati al vino bianco, dei vitigni Grenache Blanc, Roussanne e Clairette, ma anche con la creazione – in annate eccezionali – della speciale cuvée *Le Secret de Papité*: il vino di questa speciale cuvée è invecchiato in botti di rovere, con una miscela – principalmente di Syrah – che si differenzia dal resto della produzione (che invece utilizza, principalmente, Grenache).

Da qualche anno, al *Domaine Le Père Papité* ci si occupa anche del rinnovamento del vigneto, reimpiantando nuove barbatelle per ottenere raccolti più in linea con i quantitativi raccomandati nella denominazione di Châteauneuf-du-Pape, ma anche favorendo la presenza di vitigni meno diffusi nel vigneto, come il Counoise o il Cinsault.

DOMAINE LE PÈRE PAPITÉ, Châteauneuf-du-Pape, Rouge, 2019
Lo Châteauneuf-du-Pape rosso del *Domaine Le Père Papité* è un assemblaggio delle varietà di Grenache, Mourvèdres e Syrah, prodotto su di un'area di 15,5 ha.
Il millesimo 2019 si propone, malgrado la sua estrema giovinezza, con caratteristiche che preludono a un vino di grande qualità: questo Châteauneuf-du-Pape è di colore rosso porpora, concentrato; al naso, esso rivela aromi di piccoli frutti (lampone e ribes), così come emergono piacevoli note speziate, che ricordano il pepe nero e la liquirizia. In bocca, esso si dimostra un vino di razza: ottima intensità e persistenza aromatica, con tannini un po' ruvidi, che assicurano al vino la longevità. Per le sue caratteristiche organolettiche, il vino del *Domaine Le Père Papité* deve essere abbinato a cibi/preparazioni dove prevalga l'untuosità e la succulenza. Lo si consiglia con il "Coniglio in Umido".

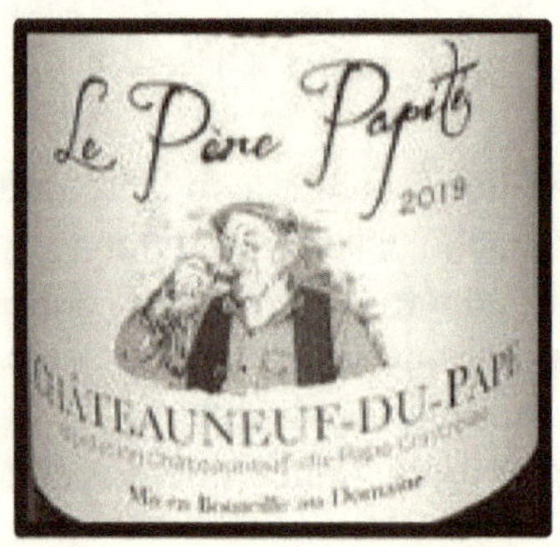

Prezzo: 19 €

VINO	ROSSO	BIANCO
CHÂTEAUNEUF-DU-PAPE	Rouge	Blanc

DOMAINE LA BARROCHE
Julien Barrot
16 Chemin Du Clos
84230 - CHÂTEAUNEUF- DU-PAPE
Tél : 06 62 84 95 79

Alexandre, personaggio emblematico per il *Domaine La Barroche*, acquistò la prima terra nel 1703 e ancorò il nome della famiglia al paese di Châteauneuf-du-Pape, passando la tenuta di padre in figlio fino ad oggi.

Alla fine del XIX secolo, il bisnonno Eugène Gabriel decise quali dovevano essere i terreni dove piantare la vigna.

Fu, però, nel pieno della crisi del vino dei primi anni '70 che Christian decise di rilevare la Tenuta di famiglia (quando molte proprietà vicine furono abbandonate a favore dell'industria). Il vino, a quel tempo, non era altro che un prodotto di consumo quotidiano.

Julien e Laetitia Barrot, fratello e sorella, incarnano l'immagine dei nuovi viticoltori portatori di valori: essi sono arrivati nella Tenuta di famiglia all'inizio degli anni 2000 e, da allora, hanno disegnato il futuro del vitigno di Grenache.

Oggi, il *Domaine la Barroche* è un'azienda di 15 ettari, dove sono coltivati i vitigni di Grenache, Mourvèdre, Syrah, Cinsault, Clairette Blanche e Vaccarèse, ma dove si possono anche distinguere alcuni vitigni dimenticati (i "complants", principalmente Terret Noir e Clairette Rose, che si fondono con gli altri negli appezzamenti di vecchi vigneti).

Châteauneuf-du-Pape è rinomato per la complessità dei suoi 13 vitigni assemblati nei suoi vini, ma il Grenache rimane il protagonista virtuoso di questa sinfonia.

I "terroirs" del *Domaine la Barroche* sono atipici, poiché quasi l'80% degli appezzamenti sono radicati in terreni sabbiosi in superficie, e suoli calcarei molto più profondi. Per il resto, vi sono alcune argille rosse, "galets roulés" e arenarie rosse che traggono i loro colori dalle concrezioni ferrose.

Il *Domaine la Barroche* si tramanda una storia di terra, persone e passioni: il Grenache, il re dell'uva di Châteauneuf-du-Pape, scorre nelle vene della famiglia fin dal XIV secolo.

DOMAINE LA BARROCHE, Châteauneuf-du-Pape, Liberty, Rouge, 2018

Il *Liberty* è uno Châteauneuf-du-Pape che assembla le vecchie viti di Grenache (55%), Mourvèdre (12%), Syrah (18%), Cinsault (10%) e Carignan (5%). Le vigne hanno un'età media di 65 anni: la vendemmia viene effettuata manualmente, con una rigorosa doppia cernita in vigna. La vinificazione avviene in vasche di cemento interrate, mentre l'affinamento in tini e "demi-muids", per una media di 18 mesi. Il vino non viene filtrato prima dell'imbottigliamento.

Questo vino è di colore rosso rubino intenso, con sentori di mora, ribes nero ed erbe aromatiche, con leggeri aromi di speziatura. In bocca, esso è persistente e abbastanza equilibrato. Il *Liberty* è un vino di qualità fine, che si abbina con la "Costata di Manzo alla Griglia".

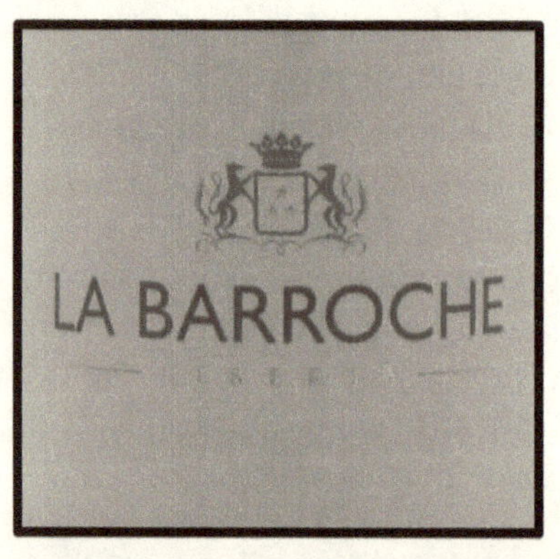

Prezzo: 17 €

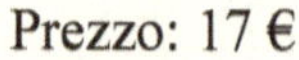

VINO	ROSSO	BIANCO
CHÂTEAUNEUF-DU-PAPE	Liberty Domaine La Barroche Pure Fiancée	Pure

DOMAINE ANDRÉ MATHIEU
André Mathieu
3 Bis, Route De Courthézon
84230 - CHÂTEAUNEUF- DU-PAPE
Tél : 04 90 83 72 09

Il *Domaine André Mathieu* è una Tenuta di famiglia che si tramanda da generazioni, dal XVII secolo. La tradizione della coltivazione dell'uva e delle pratiche di cantina hanno reso i Mathieu dei veri maestri nell'arte enologica.

Dopo essere subentrato a suo padre nel 1987, André Mathieu ha preso le redini dell'Azienda, continuando a produrre eccellenti Châteauneuf-du-Pape, nonché ottimi Côtes-du-Rhône rossi e rosati.

Nella Tenuta si coltivano le 13 varietà consentite, per le diverse cuvées rosse e bianche della denominazione, rispettando perfettamente le caratteristiche dei vini Châteauneuf-du-Pape.

Fino al 2015, il nome dell'azienda era *Domaine Mathieu*, e i due fratelli, Jérôme e André, lavoravano la Tenuta insieme. Nel 2015, Jérôme Mathieu ha costituito la propria azienda, *Domaine de Saje*; cosicché il nome di *Domaine Mathieu* è stato cambiato in *Domaine André Mathieu*. La Tenuta si estende su 15 ettari di superficie vitata, 13 dei quali per produrre Châteauneuf-du-Pape, e 2 ettari per produrre Cotes-du-Rhone, a Orange-Le Grès.

Le vigne del *Domaine* hanno un'età considerevole, essendo costituite, principalmente, dalla varietà del Grenache: l'età media delle viti, infatti, è di 65 anni.

La vendemmia eseguita a mano e l'attenta cernita sul terreno permettono di selezionare i grappoli migliori, per l'elaborazione dei migliori vini di Châteauneuf-du-Pape.

DOMAINE ANDRÉ MATHIEU, Châteauneuf-du-Pape, Vin di Felibre, Blanc, 2017

Un prozio di André Mathieu era il noto viticoltore e poeta Anselme Mathieu. Egli, insieme ad altri poeti provenzali (tra cui Frédéric Mistral e Alphonse Daudet), fondò l'associazione "Félibres". Uno dei fini di tale associazione era quello di preservare la lingua e le usanze della Provenza. Sulle etichette del vino di Anselme vi erano diverse poesie, la più famosa recitava: "Il vino di Châteauneuf porta coraggio, melodia, amore e gioia". Il nome *Vin di Felibre* è, quindi, una celebrazione dell'associazione.

Lo Châteauneuf-du-Pape *Vin di Felibre* è un vino monovarietale (100% Clairette), che viene elevato in barriques nuove per 10 mesi.

Il vino si presenta di colore giallo paglierino con sfumature dorate, brillante: al naso, esso sprigiona sentori varietali di frutta esotica (ananas, mango e papaya) e note vanigliate. In bocca, il *Vin di Felibre* è sapido e caldo, così come equilibrato e ben strutturato. Questo vino si abbina piacevolmente alla "Coda di Rospo alla Mugnaia", ma provoca sensazioni formidabili, se degustato come 'Vino da Meditazione'.

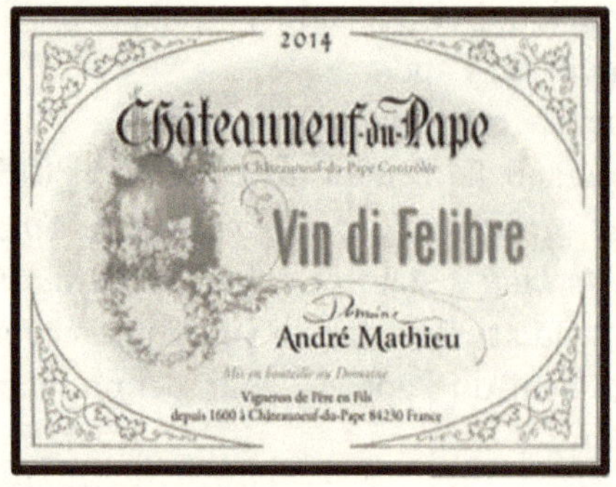

Prezzo: 35 €

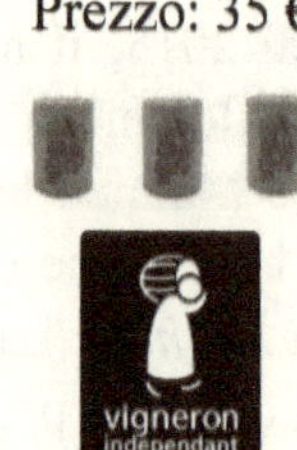

VINO	ROSSO	ROSATO	BIANCO
CHÂTEAUNEUF-DU-PAPE	Vin de Felibre Domaine André Mathieu La Centenaire L'Ephèmére		Vin de Felibre Domaine André Mathieu
CÔTES DU RHÔNE	Seriziers	Se Sian Acoumpagna	

DOMAINE DE LA BISCARELLE
Jérôme Grieco
2835 Route Du Grès
84100 - ORANGE
Tél : 04 90 51 88 48

Nel 1984, Gérard Bouyer, discendente da una stirpe di viticoltori, decise di creare la propria Tenuta, abbandonando la fattoria di famiglia: il *Domaine de la Biscarelle* nacque così, iniziando a crescere grazie all'opera del suo ideatore.

Dal gennaio 2009, Jérôme Grieco e sua moglie Christelle hanno deciso di modernizzare l'Azienda, intraprendendo una vera e propria sfida (che è quella di continuare a mantenere vivo un patrimonio di famiglia).

Il *Domaine de la Biscarelle* si trova nel quartiere di Grès, ad Orange, estendendosi su 22 ettari di vigneto e 2 diverse denominazioni: Côtes-du-Rhône (17 ettari di vigneto di età compresa tra i quaranta e gli ottant'anni) e, naturalmente, Châteauneuf-du-Pape (5 ettari, con alcuni appezzamenti centenari), situati a nord della denominazione, principalmente sui pendii, dove i vigneti sono calzati con i loro famosi "galets roulés".

Nella Tenuta de la Biscarelle, i trattamenti fitosanitari si riducono il più possibile e gli sforzi vengono concentrati sulla lavorazione del suolo, che è fondamentale.

Il *Domaine de la Biscarelle* coltiva 13 vitigni – 3 considerati maggiori e altri minori – che potrebbero eventualmente completarli.

Le 3 principali varietà di uva sono: il Grenache, il Syrah e il Mourvèdre. Questi tre vitigni principali sono integrati da altri, come il Cinsault, il Counoise,il Terret Noir ecc.

Dopo tutto questo, possiamo concludere che l'enologo è solo l'erede della Natura e della storia; una storia che deve perpetuare e sviluppare, proteggendo la Natura per poterla trasmettere, a sua volta, nelle migliori condizioni.

DOMAINE DE LA BISCARELLE, Châteauneuf-du-Pape, Rouge, 2018

Lo Châteauneuf-du-Pape del *Domaine de la Biscarelle* è un assemblaggio di Grenache (90%) e altri vitigni complementari, quali il Syrah, il Mourvèdre, il Cinsault e il Terre Noir: le vigne di Grenache sono le più vecchie del vigneto (100 anni di età).

Questo vino è di colore rosso porpora con tonalità tendenti al rubino, abbastanza consistente: al naso risultano evidenti gli aromi di ribes e lampone, con note speziate. In bocca riemergono sapori corrispondenti all'olfatto, con sensazioni di fungo e tartufo. Il vino è persistente ed equilibrato, con buoni tannini. Si tratta di uno Châteauneuf-du-Pape di qualità fine, adatto ad accompagnare il "Boeuf Rôti".

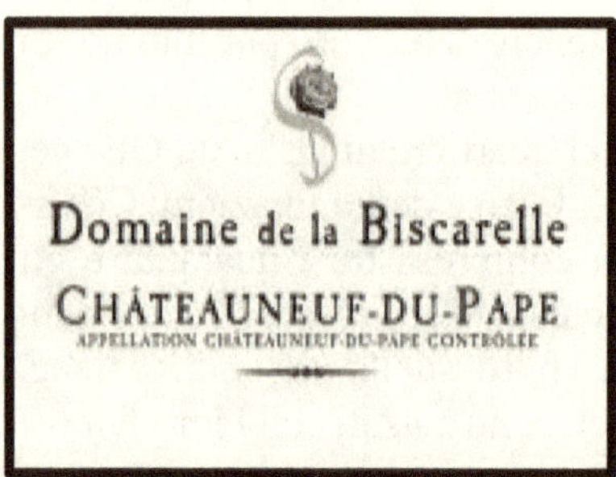

Prezzo: 27 €

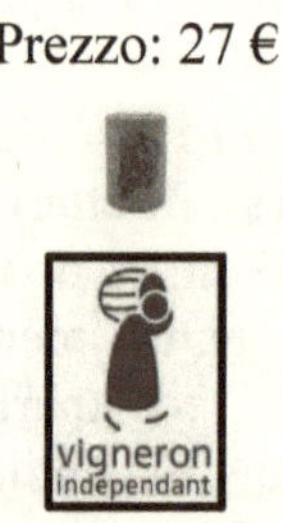

VINO	ROSSO
CHÂTEAUNEUF-DU-PAPE	Domaine de la Biscarelle Les Anglaises
CÔTES DU RHÔNE VILLAGE	Le Grand Saint Paul
CÔTES DU RHÔNE	Domaine de la Biscarelle Debut d'une Histoire

DOMAINE DE SAJE
Jérôme Mathieu
21, Rue Commandant Lemaitre
84230 - CHÂTEAUNEUF- DU-PAPE
Tél : 06 80 95 82 53

La famiglia Mathieu è la più antica famiglia produttrice di vino di Châteauneuf.

Per molti anni, Jérôme Mathieu ha lavorato a fianco del fratello André, al *Domaine Mathieu*, gestendo la Tenuta tramandata dai genitori. Nel 2015, i fratelli hanno accettato amichevolmente di dividere il *Domaine*: tra il 2015 e il 2016, Jérôme ha rinnovato la vecchia cantina di suo nonno, per iniziare a fare il vino nella sua casa al centro del paese, creando così Saje e iniziando a utilizzare questa etichetta con la vendemmia 2013 (oggi, il *Domaine de Saje* si estende su 7,5 ettari di superficie vitata).

Jérôme Mathieu ha una tradizione di viticoltore, nella denominazione di Châteauneuf-du-Pape, da ben 9 generazioni. Nei suoi vigneti vengono coltivate le 13 varietà ammesse nel disciplinare e distribuite in vari lotti: 23 nel Comune di Châteauneuf-du-Pape e 3 in quello di Orange (questi vengono lavorati senza uso di diserbanti, nel rispetto della Natura).

Jérôme beneficia di una grande diversità di "terroirs" e varietà di uva: il che conferisce, ai suoi vini, un'ulteriore misura di complessità e, allo stesso tempo, mitiga gli alti livelli di alcol nel vino (le parcelle di vigna con diverse varietà devono essere raccolte a un livello medio di maturazione, mentre le parcelle monovarietali possono essere facilmente raccolte a un livello avanzato di maturazione, adatto a una varietà specifica).

La vendemmia viene effettuata completamente a mano, mentre la vinificazione avviene nella cantina di famiglia, nel centro del paese di Châteauneuf-du-Pape; l'affinamento segue le modalità tradizionali, in botti di rovere, per un tempo variabile da 12 a 18 mesi.

Il *Domaine de Saje* è anche proprietario di 3 lotti di terreno, di 2 ettari in totale, a Grès di Orange, nella denominazione di Côtes-du-Rhône.

DOMAINE DE SAJE, Châteauneuf-du-Pape, Rouge, 2018

Lo Châteauneuf-du-Pape del *Domaine de Saje* è un assemblaggio della varietà del Grenache (85%), con vitigni complementari degli altri 12 consentiti dal disciplinare. L'uva viene vendemmiata meticolosamente a mano, mentre la vinificazione avviene nella cantina di famiglia, con affinamento in legno grande per 12-18 mesi, con imbottigliamento prima di una pur leggerissima filtrazione.

Si tratta di un vino di colore rosso rubino, luminoso e di buona consistenza. All'esame olfattivo risaltano profumi fruttati e speziati sia di frutta rossa (ciliegia e lampone), sia di pepe nero. In bocca, esso è persistente, con buona struttura e ottimi tannini. Se ne consiglia l'abbinamento con formaggio pecorino a pasta pressata non cotta, come l'"Ossau – Iraty DOP"; oppure con cibi/preparazioni quali, ad esempio, il "Fagiano Arrosto".

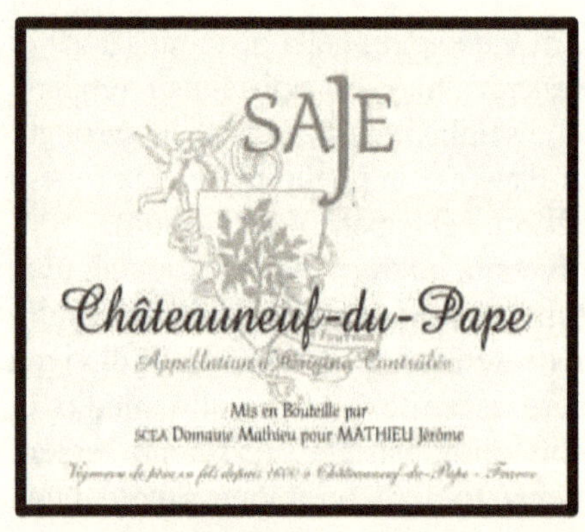

Prezzo: 25 €

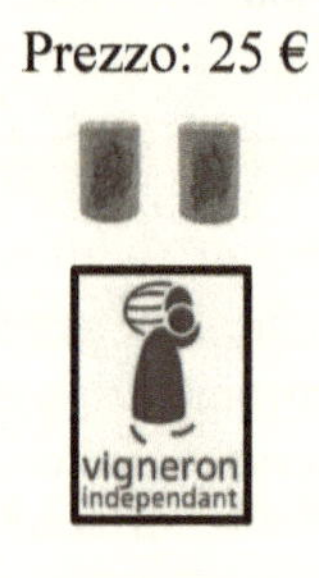

VINO	ROSSO	ROSATO	BIANCO
CHÂTEAUNEUF-DU-PAPE	Saje Marquis Anselme Mathieu 1600		Saje
CÔTES DU RHÔNE	Rouge	Vin de Saignée	

DOMAINE CLEF SAINT-THOMAS
Christophe Barraud e Virginie Amat
9 Route De Bédarrides
84230 - CHÂTEAUNEUF- DU-PAPE
Tél : 04 90 42 63 03

Con la sua esperienza allo Château Calissanne, nel 2006, Philippe Kessler ha realizzato il suo sogno di acquisire viti a Châteauneuf-du-Pape e ha acquistato la Tenuta che, in seguito, è diventato il *Domaine Clef de Saint-Thomas*.

Sophie Kessler Matière (sua moglie) e suo figlio Thomas hanno ora preso il testimone e gestiscono la proprietà.

Il *Domaine* è composto da 11 ettari di terreno vitato situati nei migliori "terroirs" di Châteauneuf-du-Pape: il terreno è costituito da grandi "galets roulés" riscaldati dal sole, che diffondono nel suolo un calore regolare e dolce per tutta la giornata. Questo scambio migliora la maturità e la concentrazione delle uve: il *Domaine* presenta infatti un mosaico di vitigni tradizionali, conferendo ai vini complessità aromatica, equilibrio e potenza.

Per elaborare i vini rossi, si utilizza in maggioranza il vitigno di Grenache, completato da Syrah e Mourvèdre. Per i vini bianchi, invece, sono impiegate le varietà seguenti: Roussanne, Bourboulenc, Clairette e Grenache Blanc.

La raccolta delle uve è manuale al 100%: essa avviene a metà settembre, in cassette; poi le uve vengono vinificate nelle cantine situate nella Tenuta, nel cuore del paese.

Nelle località di Les Charbonnières e l'Etang, su terreni composti da sabbie argillose e "safre", sono coltivate le varietà di uva bianca; mentre a Lieu-dit Les Grandes Serres si coltiva un magnifico appezzamento di vecchi vitigni di Grenache e Mourvèdre. A Lieu-dit Cansaud si coltiva lo Syrah, su suoli ricoperti da "galets roulés". Infine, nelle località di Barbe d'Asne e Bois de la Ville sono stati piantati ulteriori vitigni di Syrah, che sono entrati in produzione soltanto da un anno.

DOMAINE CLEF SAINT-THOMAS, Châteauneuf-du-Pape, Rouge, 2017

Su di un suolo composto da sabbie argillose e "galets roulés", il *Domaine Clef Saint-Thomas* coltiva le varietà del Grenache (50%), dello Syrah (30%) e del Mourvèdre (20%), con le quali si elabora lo Châteauneuf-du-Pape. La vinificazione avviene in vasche di inox, con macerazione pre-fermentativa a freddo, fermentazione a temperatura controllata (25°C) e macerazione di 30 giorni. Infine, il vino viene elevato in demi-muids (40%), in barriques nuove (20%) e in barriques vecchie (40%).

All'esame visivo, il vino è di colore rosso porpora, tendente al rubino. L'esame olfattivo rivela aromi varietali di frutta rossa e spezie (amarena, ribes nero e vaniglia). All'esame gustativo, questo Châteauneuf-du-Pape risulta ben strutturato, con tannini setosi e ottima persistenza aromatica. Lo si consiglia con l'"Agneau Grillé".

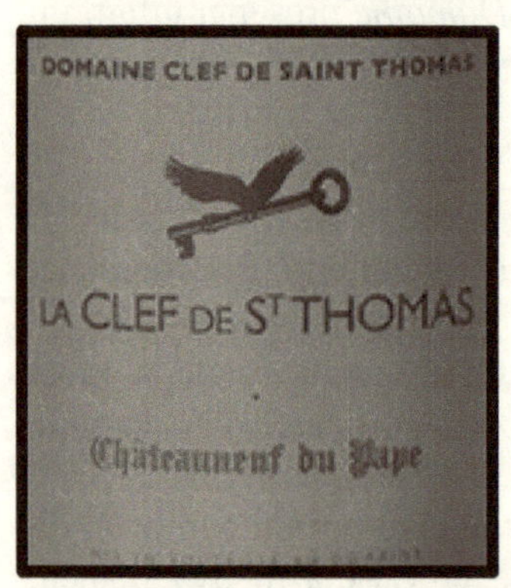

Prezzo: 35 €

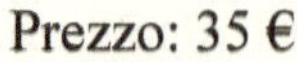

VINO	ROSSO	BIANCO
CHÂTEAUNEUF-DU-PAPE	Pierre Troupel Clef de Saint Thomas	Pierre Troupel Clef de Saint Thomas

DOMAINE L'OR DE LINE
Gérard Jacumin
28, Rue Porte Rouge
84230 - CHÂTEAUNEUF- DU-PAPE
Tél : 04 90 83 74 03

La famiglia Jacumin ha creato il *Domaine L'Or de Line* nel 2007, dandogli un nome che ricorda quello di Laureline, figlia dei coniugi Jacumin, sperando che un giorno sarebbe stata lei a gestire la Tenuta: infatti, nel 2017 la figlia ha preso in mano la proprietà.

Per 10 anni, Paule e Gérard Jacumin se ne sono occupati, avvalendosi dell'esperienza di diverse decine di anni di lavoro in una precedente Tenuta nei vigneti di Châteauneuf-du-Pape.

La Tenuta, di 9 ettari, è piuttosto frammentata, perché essa è la combinazione di terreni provenienti per metà dalla famiglia di Gérard e, per l'altra metà, da quella di Paule. Entrambi provengono da un'antica famiglia di viticoltori di Châteauneuf-du-Pape: tutto ciò, oltre alla propria esperienza, consente loro di beneficiare di quella dei propri antenati.

Paule, Gérard e Laureline hanno una particolare sensibilità per la protezione dell'ambiente: ecco perché è naturale che le loro coltivazioni, così come la loro vinificazione siano biologiche.

Dal 2009, i 9 ettari della Tenuta *L'Or de Line* vengono coltivano mediante agricoltura biologica, rispettando le seguenti regole: nessun diserbante, rispetto del suolo e delle viti; solo fertilizzanti naturali, nessun prodotto di trattamento dall'industria chimica, vinificazione rispettosa delle uve, raccolta manuale e vinificazione tradizionale, limitando l'uso di SO2.

Dalla creazione di Dephy Ecophyto, nel 2010, Gérard Jacumin è stato coinvolto nel Gruppo di Ricerca Nazionale (guidato dallo Stato francese e il cui obiettivo era quello di ridurre i trattamenti del 30% entro il 2013 e della metà entro il 2018). Nonostante il fatto che i prodotti utilizzati in agricoltura biologica siano, per la maggior parte, zolfo e rame (esclusi i prodotti dell'industria chimica), il *Domaine L'Or de Line* è sempre vigile nel ridurne le dosi.

DOMAINE L'OR DE LINE, Châteauneuf-du-Pape, Rouge, 2018
La famiglia Jacumin ha le proprie vigne su 3 tipi di "terroir": terreno argilloso e calcareo (ricoperto di "galets roulés" di silice) adatto alla coltivazione della varietà del Grenache; terreno sabbioso, adatto al vitigno Syrah; infine, il suolo argilloso che ospita il Mourvèdre e altri vitigni. La vendemmia è manuale con cernita dei grappoli sugli appezzamenti, con una resa molto contenuta di 32 hl/ha. La vinificazione avviene in tini, a temperatura controllata; segue quindi l'invecchiamento (per il 50% in botti di rovere e, per l'altro 50%, in serbatoi).
Il vino si presenta di colore rosso rubino, con sfumature violacee: al naso, esso libera profumi intensi di frutta e spezie, ma anche di funghi e tartufi. In bocca risulta avvolgente, con ottimi tannini e ben equilibrato. Questo Châteauneuf-du-Pape si abbina con cibi/preparazioni che abbiano una buona succulenza, untuosità e persistenza gusto-olfattiva, come per esempio il "Filet de Cerf".

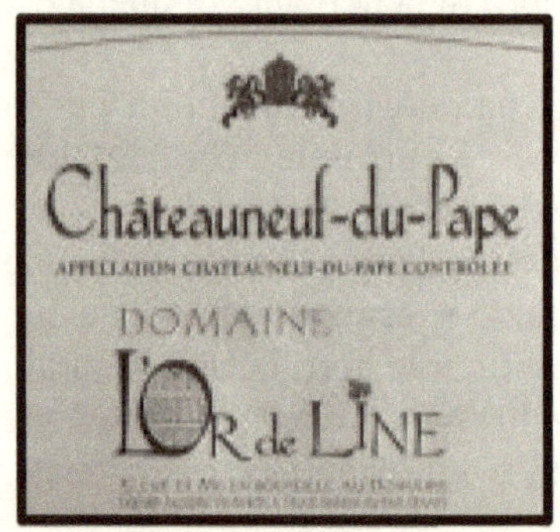

Prezzo: 26 €

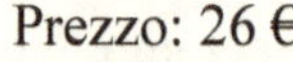

VINO	ROSSO	ROSATO	BIANCO
CHÂTEAUNEUF-DU-PAPE	Or de Line Paule Courtil		Or de Line
VIN DE FRANCE		Rosé de Syrah	

VIGNOBLES MOUSSET-BARROT - CHÂTEAU DES FINES ROCHES
Gaëlle e Amélie Barrot e Amélie Barrot
1, Avenue Du Baron Leroy
84230 - CHÂTEAUNEUF- DU-PAPE
Tél : 04 90 83 51 73

I vigneti Mousset-Barrot riuniscono tre proprietà, due delle quali si trovano nella zona di denominazione di Châteauneuf-du-Pape: lo *Château des Fines Roches* e lo *Château Jas de Bressy*.

Dopo la morte di Louis Mousset, Catherine ha ereditato i vigneti di Fines Roches, e i suoi eredi hanno il diritto di utilizzare il nome come marchio del vino. Catherine Mousset e suo il marito, Robert Barrot, hanno dato il nome, alla loro rispettiva parte dell'eredità, di *Vignobles Mousset-Barrot*.

Oggi sono le due figlie di Catherine e Robert a dirigere l'Azienda: Gaëlle si occupa dei vigneti, mentre Amélie si occupa dell'ufficio e delle questioni promozionali (il marito di Gaëlle, Frédéric Maillet, che ha studiato da enologo, produce i vini in cantina).

I vigneti dello *Château des Fines Roches* coprono 53 ettari di superficie vitata, coltivati con le varietà autorizzate alla produzione di Châteauneuf-du-Pape (di cui 48 ha sono con varietà rosse).

Nell'AOC Cotes-du-Rhone e Cotes-du-Rhone Villages, l'Azienda *Vignobles Mousset-Barrot* possiede anche lo *Château du Bois de la Garde*, con 65 ettari.

Nel 2003, una proprietà di 5,5 ettari, *Jas de Bressy*, è stata acquistata dalla famiglia Trintignant: qui viene prodotto uno Châteauneuf-du-Pape abbastanza diverso dal Fines Roches.

Questi appezzamenti si trovano sugli ultimi pendii a sud della denominazione e godono di una magnifica vista su Avignone e sulla Valle del Rodano.

I vini vengono prodotti in una cantina molto grande (costruita negli anni '70), situata in Route de Bédarrides: qui, i vini sono prodotti da diverse Tenute appartenenti a membri della famiglia Mousset, come pure da alcune altre proprietà a Châteauneuf-du-Pape.

CHÂTEAU DES FINES ROCHES, Châteauneuf-du-Pape, Rouge, 2018

Lo Châteauneuf-du-Pape *Château des Fines Roches* è prodotto con le varietà del Grenache (70%), del Syrah (15%), del Mourvèdre (8%), del Cinsault (4%), del Muscardin (1%), del Counoise (1%) e del Vaccarèse (1%): i terreni si estendono su un'area di 45 ettari; le viti hanno un'età media di 60 anni e sono esposte a sud/sud-est. L'affinamento avviene per 12 mesi in botti. Il vino è di colore rosso rubino, luminoso: all'esame olfattivo, esso libera sentori di piccoli frutti (lampone, mirtillo e ribes nero), con sfumature speziate di pepe e chiodo di garofano. All'esame gustativo, esso esprime ottima persistenza e buona struttura, rilasciando sensazioni gustative di legno e tartufo. Questo vino ha tannini vivi, ma piacevoli. Lo Châteauneuf-du-Pape dei Mousset-Barrot è di qualità fine e richiede un abbinamento con la "Lepre in Salmì".

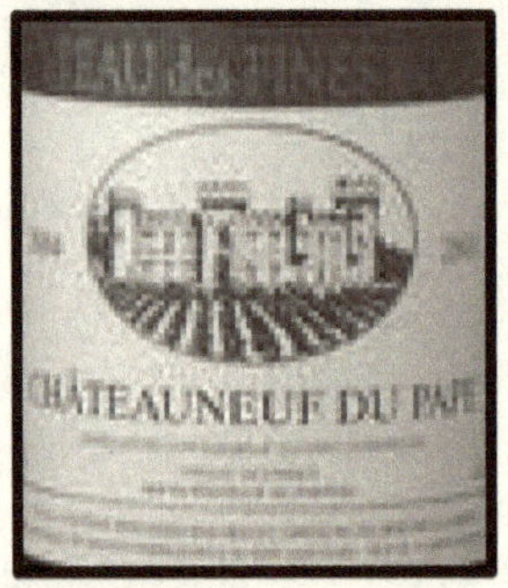

Prezzo: 25 €

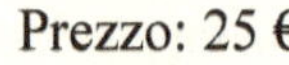

VINO	ROSSO	ROSATO	BIANCO
CHÂTEAUNEUF-DU-PAPE	Fines Rhoches Jas de Bressy		Fines Rhoches Jas de Bressy
CÔTES DU RHÔNE VILLAGE	Bois de La Garde		
CÔTES DU RHÔNE	Bois de La Garde	Bois de La Garde	
IGP MÉDITERRANÉE	Rouge	Rosé	Blanc

CLOS MONT OLIVET
Jean-Claude, Pierre Sabon
3 Chemin Du Bois de La Ville
84230 - CHÂTEAUNEUF- DU-PAPE
Tél : 04 90 83 72 46

Séraphin Sabon, originario del paese di Serignan du Comtat, sposò Marie, figlia di Romain Jausset, proprietario terriero di Châteauneuf-du-Pape.

Nel 1932, i coniugi Sabon hanno creato il *Clos Mont Olivet*: da allora, il *Domaine* è passato nelle mani di Joseph, il figlio maggiore di Séraphin, e poi dei suoi figli.

Oggi sono Céline, David e Thierry Sabon, i nipoti di Joseph, a gestire la Tenuta, che comprende appezzamenti di viti di oltre 60 anni, nel cuore di Châteauneuf-du-Pape e di Lirac.

I vigneti si estendono per 21 ettari nella denominazione di Châteauneuf-du-Pape, per 14 ettari nella denominazione di Lirac e per 10 ettari nella denominazione di Cotes-du-Rhône; mentre in altri 3 ettari si elabora la denominazione di Vin de Pays du Gard.

Le varie parcelle sono molto frammentate: l'esposizione, i microclimi e i "terroirs" sono estremamente diversi fra loro, consentendo a ciascuna varietà di potersi adattare al suolo che più le si addice. Per i vitigni a bacca rossa, è il Grenache che regna sovrano, seguito dallo Syrah, dal Mourvèdre, dal Cinsault, dal Counoise, dal Vaccarèse, dal Muscardin, dal Picpoul Noir e dal Terret Noir. Per ciò che riguarda le uve a bacca bianca, non esiste un vitigno predominante, cosicché troviamo la Clairette Blanche, il Bourboulenc, la Roussanne, il Grenache Blanc, il Picpoul Blanc e il Picardan.

Thierry Sabon, per diverse annate, ha portato finezza e raffinatezza all'intera gamma, dalla semplice Côtes-du-Rhône alla grande cuvée di Châteauneuf-du-Pape. Inoltre, tutti i suoi vini mostrano un grande potenziale di invecchiamento.

Il vigneto di Saint-Laurent-des-Arbres produce una nuova cuvée, *Confluence*, che mette in risalto i vecchi vitigni di Carignan e rivela un grande potenziale.

CLOS MONT OLIVET, Châteauneuf-du-Pape, Rouge, 2018
Questo Châteauneuf-du-Pape è un assemblaggio dei vitigni di Grenache (70%), Syrah (12%), Mourvèdre (12%), Cinsault e Counoise. Il vino si presenta di colore rosso porpora, tendente al rubino: esso libera profumi di piccoli frutti neri (mora, mirtilli e ribes), così come aromi di fungo e tartufo, con una lunga persistenza olfattiva. In bocca, il *Clos Mont Olivet* è caldo ed equilibrato dai tannini: si tratta di un vino di qualità fine, ben strutturato e con ottima persistenza aromatica. Se ne consiglia l'abbinamento con l'"Agneau Mijotè".

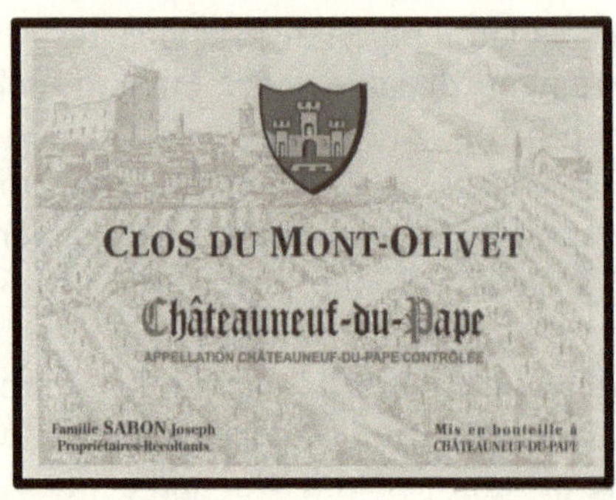

Prezzo: 26,40 €

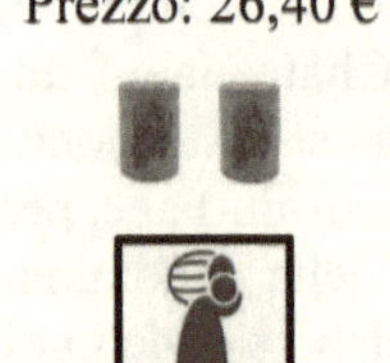

VINO	ROSSO	BIANCO
CHÂTEAUNEUF-DU-PAPE	Clos du Mont Olivet Cuvée Papet	Clos du Mont Olivet
LIRAC	Clos du Mont Olivet	
CÔTES DU RHÔNE	Varène A Seraphin "Vielles Vignes" Montueil-la Levade Serre de Catin	Clos du Mont Olivet Font de Blanche
IGP GARD	Confluence	

DOMAINE PERRIN ROGER
Xavier Rolin e Véronique Perrin-Rolin
2316, Route De Châteauneuf-du-Pape
84100 - ORANGE
Tél : 04 90 34 25 64

Il *Domaine Roger Perrin* è una Tenuta di famiglia che, da un secolo, si tramanda tutte le tradizioni vitivinicole: Roger Perrin prese in mano le redini dell'Azienda nel 1968, curando e allargando i vigneti di famiglia (nel 1972, infatti, egli creò una nuova cantina, iniziando a vendere col proprio nome, *Domaine Roger Perrin*, i vini da lui prodotti).

Come suo padre, Luc Perrin con sua madre Yvette rilevò la Tenuta nel 1986, dopo la morte di Roger. Luc ha ampliato la proprietà creando una nuova cantina nel 1999. Con la vendemmia del 2010, è giunta alla Tenuta anche la sorella di Luc, Véronique Perrin-Rolin, apprezzata enologa che ha lavorato per più di 20 anni come "wine maker" per molti viticoltori della Côtes-du-Rhône Nord. Anche Xavier Rolin, figlio di Véronique, ha iniziato a lavorare al *Domaine* nel 2012. In precedenza, egli aveva studiato il mondo della vite e del vino nelle migliori scuole del settore, lavorando in grandi regioni come Saint-Émilion, Beaujolais e la Valle del Rodano settentrionale.

I vigneti del *Domaine Roger Perrin* si estendono per oltre 40 ettari, suddivisi in quattro denominazioni: Châteauneuf-du-Pape, Côtes-du-Rhône Villages, Côtes-du-Rhône e Vin de Pays de la Principauté d'Orange.

La Tenuta Roger Perrin predilige un'agricoltura sostenibile: dal 2010, diserbanti ed erbicidi sono stati abbandonati e sostituiti da un ritorno alla lavorazione del terreno con l'acquisizione di vari aratri. Più della metà del vigneto è trattata con processi naturali invece che con insetticidi. La raccolta delle uve è manuale, così come il rispetto per la terra e le vigne rappresenta i grandi valori della Tenuta.

DOMAINE PERRIN ROGER, Châteauneuf-du-Pape, Rouge, 2018
A seconda delle annate, l'assemblaggio dei vitigni di questo Châteauneuf-du-Pape può variare: Grenache (70-75%), Syrah (15-

20%), Mourvèdre (10-15%), Cinsault e Clairette (2-5%), Counoise e Vaccarèse (1-2%). L'età delle vigne è di circa 75 anni.

Questo vino è di colore rosso rubino impenetrabile, abbastanza consistente: al naso, esso rivela aromi di piccoli frutti (mora, ribes nero) e di spezie (pepe, cannella e liquirizia); in bocca sorprende la sensazione pseudocalorica che provoca all'assaggio. Ciò nonostante, il vino è perfettamente equilibrato dai piacevoli tannini e da una formidabile freschezza. Lo si consiglia con cibi/preparazioni, quali il "Fagiano Arrosto".

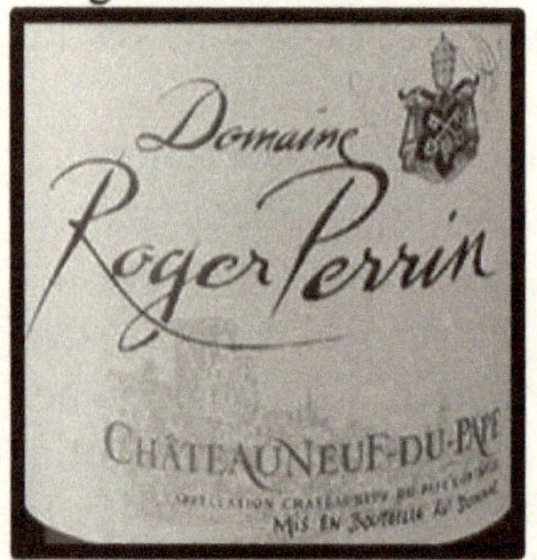

Prezzo: 22 €

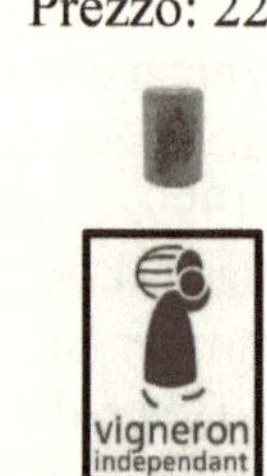

VINO	ROSSO	ROSATO	BIANCO
CHÂTEAUNEUF-DU-PAPE	Domaine Roger Perrin Réserve "Vieilles Vignes"		Domaine Roger Perrin
CÔTES DU RHÔNE VILLAGE	Cuvée "Vieilles Vignes"		
CÔTES DU RHÔNE	Fruité		Prestige Cuvée Laura
VIN DE PAYS DE VAUCLUSE	Cuvée Point d'Interrogation Principauté d'Orange	Principauté d'Orange	

DOMAINE GIRAUD
François Giraud e Marie Giraud
19, Chemin Du Bois De La Ville
84230 - CHÂTEAUNEUF- DU-PAPE
Tél : 04 90 83 73 49

La storia del *Domaine Giraud* ha inizio con l'incontro di Pierre e Mireille, una coppia formata da rampolli di due famiglie legate alla viticoltura. La famiglia di Pierre Giraud, discendente dagli Armenier, coltivava le vigne e produceva vino da oltre 6 secoli; mentre quella di Mireille, i Buou, erano proprietari di una distilleria del paese già da diverse generazioni.

Mireille ha sempre lavorato all'unisono con il marito per lo sviluppo del vigneto: oggi, ella si occupa dell'intera amministrazione della Tenuta. Nel 1974, Pierre e Mireille hanno intrapreso la coltivazione razionale di 4 ettari di vigneto a mezzadria.

Per 12 anni, la proprietà si sarebbe gradualmente ampliata con l'acquisizione di terreni in affitto e a mezzadria. Nel 1981, Pierre e Mireille hanno trasformato la distilleria di famiglia in una cantina per la vinificazione e l'invecchiamento dei vini, dando vita alla loro prima annata di vino in Azienda.

Oggi, la Tenuta copre 35 ettari (8 dei quali in un unico appezzamento), situati a sud della denominazione, nel distretto di Galimardes: questo "terroir" è noto per il suo terreno di grandi "galets roulés" che diffondono, quando arriva la sera, un dolce calore, portando concentrazione e potenza all'uva e preservando una bella mineralità. Su questi appezzamenti, i Giraud coltivano le vigne centenarie di Grenache, di Mourvèdre e quelle (giovani) di Syrah. I vitigni a bacca bianca – Clairette, Bourboulenc, Grenache Blanc e Roussane – sono invece piantati nelle vicinanze. Il resto della Tenuta è distribuito nei distretti settentrionali della denominazione.

I vigneti della varietà del Grenache, che hanno più di cento anni, sono radicati nei distretti di Crau e sull'altopiano di Pignan: questi "terroirs" sono composti da terreni sabbiosi, che conferiscono finezza ed eleganza al vitigno emblematico di Châteauneuf-du-Pape.

Nel distretto di Les Tresquoys sono coltivati i vitigni di Syrah, in collina e su un terreno argilloso.

DOMAINE GIRAUD, Châteauneuf-du-Pape, Tradition, Rouge, 2018
Il *Tradition* dei Giraud è un uvaggio dei vitigni di Grenache (60%), Syrah (35%) e Mourvèdre (5%).
I suoli dove si coltivano queste varietà sono composti da sabbia e "galets roulés" in superficie, ma sono argillosi in profondità.
Questo vino si presenta di colore rosso rubino, con buona consistenza: al naso emergono profumi di ciliegia sotto spirito e spezie (tra le quali si riconoscono il pepe e la vaniglia); al palato, il *Tradition* dimostra intensità e persistenza aromatica, sostenute da buoni tannini e da una sensazione di caldo in bocca. Esso si rivela equilibrato e di qualità fine.
Lo si consiglia con la "Côte de Boeuf".

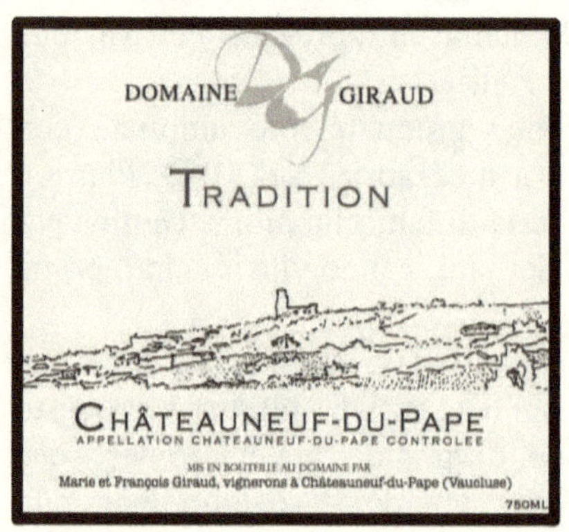

Prezzo: 32 €

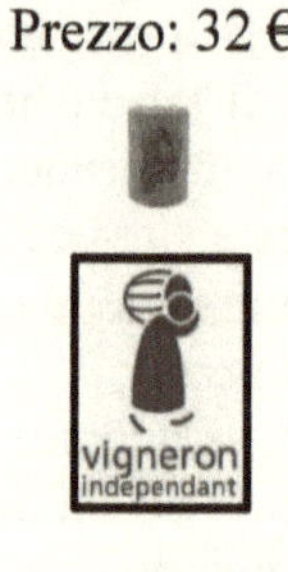

VINO	ROSSO	BIANCO
CHÂTEAUNEUF-DU-PAPE	Les Galimardes Les Grenaches de Pierre Tradition	Les Galimardes
VIN DE FRANCE	M & f	
CÔTES DU RHÔNE		Les Sables d'Arène
LIRAC	Les Sables d'Arène	

DOMAINE PIERRE USSÉGLIO
Jean-Pierre Usséglio e Thierry Usséglio
10 Route D'Orange
84230 - CHÂTEAUNEUF- DU-PAPE
Tél : 04 90 83 72 98

Françis Usséglio lasciò l'Italia, per andare a lavorare a Châteauneuf-du-Pape nel settore vitivinicolo. Nel 1948, egli creò la propria azienda, il *Domaine Pierre Usséglio*, a conduzione familiare: la prima vendemmia di Françis fu quella del 1949.

Successivamente, suo figlio Pierre ha rilevato e ampliato l'area del *Domaine*, che oggi copre 39 ettari: 24 ettari di Châteauneuf-du-Pape rosso, 1 ettaro di Châteauneuf-du-Pape bianco, 6 ettari di Lirac rosso, 6 ettari di Côtes-du-Rhône e 2 ettari di Vin de France. Questi vigneti sono gestiti dai due figli di Pierre: Jean-Pierre e Thierry Usséglio.

La famiglia Usséglio produce lo Châteauneuf-du-Pape rosso in modo tradizionale, con l'uva raccolta da viti che hanno un'età media tra i 40 e i 75 anni. Il *Domaine Pierre Usséglio* esegue sempre la raccolta manuale con cernita selettiva.

La diversità del "terroir", che costituisce la ricchezza della denominazione, è presente all'interno del *Domaine Pierre Usséglio* (terreno calcareo, "galets roulés", sabbie, arenarie e argille), con appezzamenti distribuiti su tutta l'area della denominazione di Châteauneuf-du-Pape.

L'invecchiamento dei vini varia in base alla loro tipologia e, soprattutto, alla loro capacità organolettica. Questo processo cambia anche la pigmentazione dei vini: i vini rossi sono affinati in diversi contenitori (botti, demi-muids e vasche di cemento), per periodi che vanno dai 12 ai 18 mesi. Viene fatta una selezione, in collaborazione con i vari bottai, sulla scelta del legno.

DOMAINE PIERRE USSÉGLIO, Châteauneuf-du-Pape, Tradition, Rouge, 2017

Il *Tradition* di Usséglio è un uvaggio di Grenache (80%), Syrah (10%), Cinsault (5%) e Mourvèdre (5%), tutte varietà coltivate su vari terreni: di sabbia, di argilla, di calcare e di "galets roulés". Le vigne hanno un'età media di 40-75 anni e la resa massima è di 30 hl/ha. Le uve, raccolte manualmente, vengono diraspate al 60%. La fermentazione, eseguita con termoregolazione, dura dai 25 ai 35 giorni. I vini vengono poi affinati in botti, demi-muids e vasche di cemento, per un periodo di 12 mesi.

Il *Tradition* sfoggia una veste di colore rosso rubino, con sfumature violacee: al naso, esso dimostra una composizione varietale di aromi in cui prevalgono quelli fruttati di ciliegia, lampone e ribes nero, ma anche quelli speziati di pepe, vaniglia e noce moscata. In bocca si ritrova una piacevole speziatura, con finale di liquirizia: si tratta di un vino di qualità fine, con ottimi tannini e accattivante morbidezza. Lo si consiglia con la "Pernice alla Piemontese".

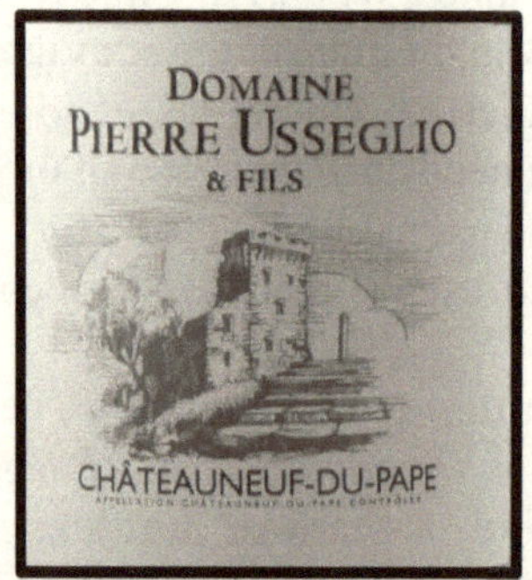

Prezzo: 30 €

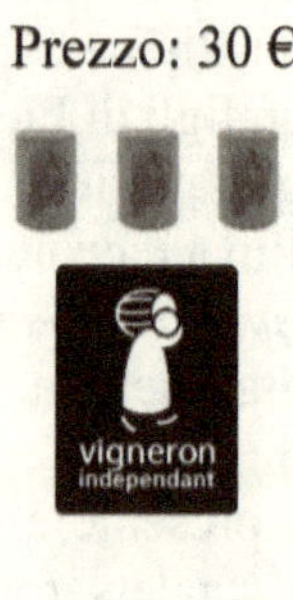

VINO	ROSSO	BIANCO
CHÂTEAUNEUF-DU-PAPE	Not for You! Réserve des 2 Frères Tradition Cuvée de Mon Aieul	Tradition
LIRAC	Rouge	
CÔTES DU RHÔNE	Rouge	
VIN DE FRANCE	L'Unique	

DOMAINE LAFOND
Jean-Baptiste Lafond e Pascal Lafond
336 Route Des Vignobles
30126 - TAVEL
Tél : 04 66 50 24 5

L'Azienda vitivinicola Lafond affonda le proprie origini alla fine del XVIII secolo. L'attuale cantina è stata creata, a Tavel, nel 1970, da Jean-Pierre Lafond: essa prende il nome di un famoso trottatore, Roquepine, essendone stata trasformata l'ortografia, per dargli un tocco provenzale, in Roc-Épine.

Nel 2001, Jean-Pierre e suo figlio Pascal hanno acquistato un vigneto di 87 acri, nella denominazione di Châteauneuf-du-Pape.

Successivamente, i Lafond hanno intrapreso il passaggio all'agricoltura biologica (non utilizzando più pesticidi, erbicidi e altri prodotti sintetici): a tutela della vite non rimangono che gli unici elementi presenti in natura, cioè lo zolfo e il rame.

Dal 2015, al *Domaine Lafond* è subentrata la nuova generazione, con Jean-Baptiste Lafond, figlio di Pascal Lafond.

I vigneti di Châteauneuf-du-Pape si trovano nel "terroir" dei Lauses, più chiaro, calcareo e argilloso (distretto di Pradel); ma anche su di un terreno di safres, ghiaione e piccoli "galets roulés" (Route de Courthézon).

Oltre allo Châteauneuf-du-Pape, il *Domaine Lafond* si fregia di diverse denominazioni: Tavel, Lirac e Côtes-du-Rhône.

I 21 appezzamenti di Tavel della Tenuta sono piantati su un suolo e un sottosuolo molto diversi, ognuno con le proprie particolarità. Per i vini Lirac, l'estrema diversità dei "terroirs" permette di ottimizzare il potenziale qualitativo di ogni vitigno, ed essa è sicuramente uno dei fattori di complessità dei vini del *Domaine*.

La denominazione di Côtes-du-Rhône è una denominazione vasta e, quindi, ha un'ampia varietà di "terroirs": la maggior parte dei vigneti del *Domaine* si trova a Saint-Marcel d'Ardèche.

DOMAINE LAFOND, Châteauneuf-du-Pape, Rouge, 2017
Il vino viene prodotto con un assemblaggio delle varietà del Grenache Noir (80%), del Syrah (10%) e del Mourvèdre (10%).

I grappoli vengono interamente diraspati, e, dopo una lunga macerazione, inizia la fermentazione con conservazione in tini di acciaio inox, fino al primo travaso: la cuvée matura in barriques nuove per 10 mesi, poi in tini, per terminare l'affinamento.

Lo Châteauneuf-du-Pape del *Domaine Lafond* è di colore rosso rubino con tonalità violacee, luminoso e abbastanza consistente: all'esame olfattivo emergono aromi fruttati, speziati e note balsamiche. I sentori di piccoli frutti e vaniglia hanno una lunga persistenza. Al palato, questo vino dimostra un ottimo equilibrio tra la morbidezza dell'alcol e i tannini, palesando un lungo finale di liquirizia: si tratta di un vino franco, di ottima qualità, che si abbina particolarmente bene con il "Petto d'Anatra Glassato".

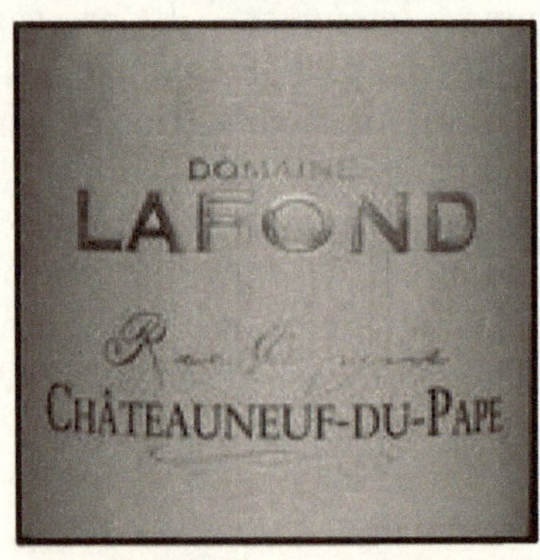

Prezzo: 28 €

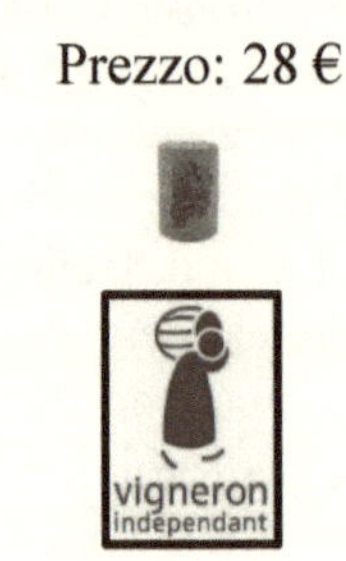

VINO	ROSSO	ROSATO	BIANCO
CHÂTEAUNEUF-DU-PAPE	Roc-Epine		
TAVEL		Roc-Epine L'Esprit de Roc-Epine	
CÔTES DU RHÔNE	Roc-Epine		
LIRAC	Roc-Epine La Ferme Romaine		Roc-Epine

MAS DE BOIS LAUZON
Christine e Daniel Chaussy
Quartier Bois Lauzon
84100 - ORANGE
Tél : 04 90 34 46 49

La Tenuta si trova a nord della denominazione di Châteauneuf-du-Pape, nella città di Orange, in una località chiamata Boislauzon: il *Mas de Bois Lauzon* è gestito da Christine e Daniel Chaussy, la quinta generazione di viticoltori di questa famiglia. Oggi, anhe la sesta generazione si è unita a loro.

La Tenuta è composta da 11,50 ettari di Châteauneuf-du-Pape, nei luoghi chiamati: Cabrières, Boislauzon, La Gardiole, Palestor, Pialon e Brusquières.

La famiglia Chaussy può beneficiare di "terroirs" molto diversi tra loro, nella denominazione di Châteauneuf-du-Pape.

Infatti, i suoli di queste località sono argillo-calcarei, ricoperti da "galets roulés", e alcuni terreni sono sabbiosi.

Christine e Daniel hanno anche 20 ettari vitati nella denominazione della Côtes-du-Rhône, in un raggio di 5 km intorno al *Domaine*, nelle località di Boislauzon e Coudoulet.

I "terroirs" della denominazione di Côtes-du-Rhône Villages sono composti, soprattutto, da "galets roulés" e terreni argillosi a Boislauzon.

Dal 2012, il *Mas de Bois Lauzon* ha adottato la tecnica e la filosofia dell'Agricoltura Biologica: ossia quella di lavorare il più vicino possibile al "terroir", in modo che esso riveli la sua autenticità nel vino.

Il lavoro in vigna è svolto minuziosamente, quotidianamente, in risposta alle richieste del clima.

I raccolti sono sempre manuali, sia che si tratti degli appezzamenti a Châteauneuf-du-Pape o nei paesi della Côtes-du-Rhône: le uve vengono selezionate direttamente sul terreno.

Al *Domaine Mas de Bois Lauzon*, le fermentazioni sono la libera espressione dei lieviti indigeni presenti sulle uve e in cantina.

MAS DE BOIS LAUZON, Châteauneuf-du-Pape, Blanc, 2019
Questo Châteauneuf-du-Pape Blanc è un uvaggio dei vitigni di Roussanne (50%) e Grenache Blanc (50%), nel quale la Roussanne viene vinificata e affinata in barriques nuove.
Il vino si presenta di colore giallo paglierino con riflessi dorati, luminoso e di buona consistenza; al naso, esso presenta una complessità di aromi che denota un impatto floreale (ginestra e gelsomino), ma anche di frutta esotica (ananas e mango), con leggere note balsamiche. In bocca è caldo e sapido, con una buona persistenza aromatica: questo vino è equilibrato e presenta un finale di legno di cedro.
Lo si consiglia con cibi/preparazioni a base di pesce in salsa, ma esso raggiunge l'*optimum* con le "Fettuccine al Tartufo".

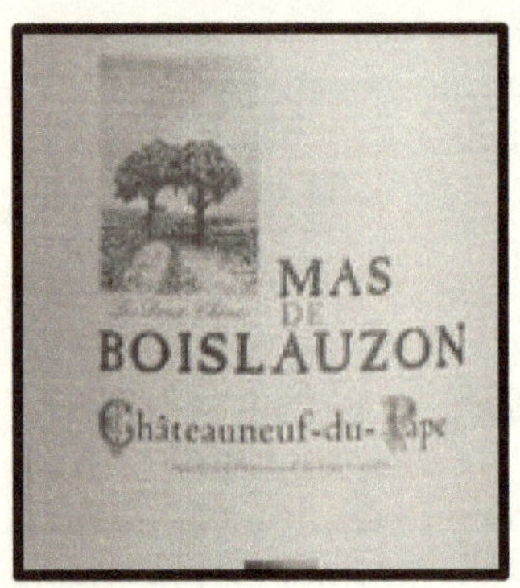

Prezzo: 24 €

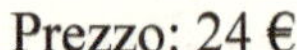

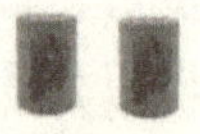

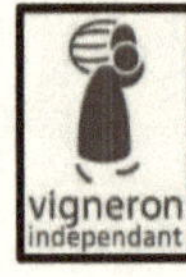

VINO	ROSSO	ROSATO	BIANCO
CHÂTEAUNEUF-DU-PAPE	Famille Chaussy Tradition Cuvée du Quet Cuvée Tintot		Mas de Boislauzon
VIN DE FRANCE	Chaussynette	"N°6"	
CÔTES DU RHÔNE VILLAGE	Mas de Boislauzon		

CHÂTEAU SIXTINE
Jean-Marc Diffonty
10 Route De Courthézon
84230 - CHÂTEAUNEUF- DU-PAPE
Tél : 04 90 83 70 51

Jean-Marc Diffonty ha preso le redini della Tenuta nel 1993, al momento del pensionamento del padre Félicien: nel 1996, egli è diventato presidente dei giovani viticoltori di Châteauneuf-du-Pape, poi ha ricoperto vari incarichi, fino a diventare presidente di uno dei sindacati dei produttori della denominazione.

Situato tra Orange e Avignone, a Châteauneuf-du-Pape, lo *Château Sixtine* si estende per 15 ettari, in cui dominano 5 vitigni: il Grenache, il Syrah, il Mourvèdre per il rosso, la Roussanne e la Clairette per il bianco.

I terreni della Tenuta di Jean-Marc Diffonty sono differenti, a seconda delle varie località. Per 7 ettari, nelle zone a est rispetto alla denominazione; i suoli sono sabbiosi: si tratta di terreni che consentono e favoriscono la produzione di vini caratterizzati da estrema eleganza, grande armonia e tannini setosi. Gli appezzamenti con le "galets roulés" si estendono su un'area di 5,50 ettari, dove regnano sovrani il Grenache Noir e il Mourvèdre, mentre in altri 2,20 ettari, a Lieu-dit Barbe d'Asne, dominano le argille rosse: quest'ultimo terreno è argillo-calcareo e senza ciottoli, dove si coltiva esclusivamente la varietà dello Syrah.

Le uve vendemmiate vengono raccolte manualmente, a maturità ottimale: la bassa resa, così come la cernita rigorosa delle uve in vigna e in cantina, garantiscono la migliore qualità di mosto per ogni annata.

Lo *Château Sixtine* unisce modernità e rispetto per le tradizioni enologiche: per il vino rosso, i grappoli vengono diraspati e poi pigiati molto leggermente, prima di macerare per 20-35 giorni in vasche di acciaio inox e vasche di cemento. La fermentazione avviene a temperatura controllata, tra i 25°- 26°, e i rimontaggi vengono effettuati due volte al giorno: al termine di questo processo, la seconda fermentazione malolattica consente, ai vini, di stabilizzare la loro struttura.

I vini rossi vengono affinati, per un periodo di 12 mesi, in tini e botti.

CHÂTEAU SIXTINE, Châteauneuf-du-Pape, Rouge, 2018

Lo Châteauneuf-du-Pape dello *Château Sixtine* è un uvaggio delle varietà del Grenache (58%), dello Syrah (25%) e del Mourvèdre (17%): la resa dei vigneti è di 29 hl/ha.

All'esame visivo, questo vino sfoggia un bel vestito rosso porpora con sfumature violacee, luminoso; all'esame olfattivo si riconoscono intensi sentori di sottobosco e di fini spezie, con note vanigliate persistenti. L'esame gustativo rivela l'ottima struttura del vino, così come il suo equilibrio dettato dai tannini setosi e dalla morbidezza. Questo Châteauneuf-du-Pape risulta eccellente, se abbinato a formaggi a latte crudo (Bergues, Cantal), ma diventa un matrimonio d'amore quando esso è accoppiato all'"Agnello al Forno".

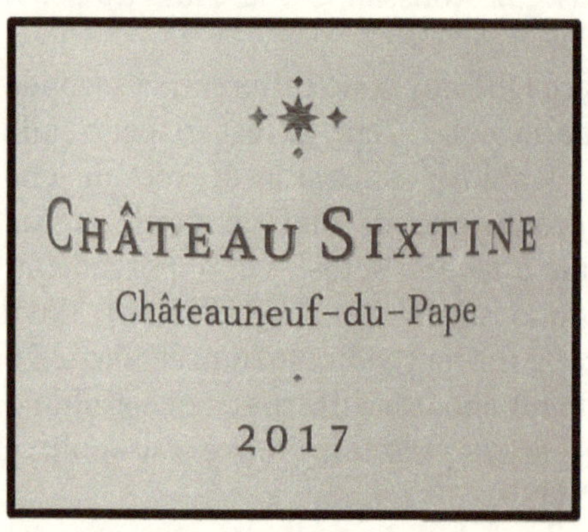

Prezzo: 36 €

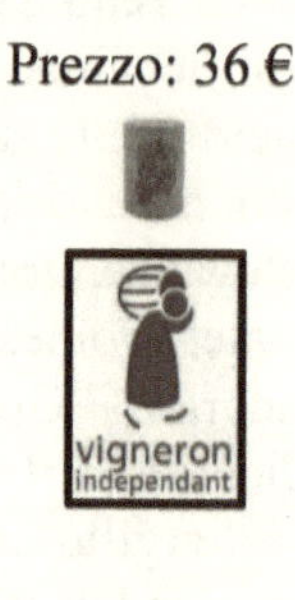

VINO	ROSSO	BIANCO
CHÂTEAUNEUF-DU-PAPE	Château Sixtine Cuvée du Vatican	Château Sixtine
CÔTES DU RHÔNE VILLAGE	Cuvée du Vatican	

DOMAINE DE LA MÉREUILLE
Philippe Granger
Impasse 2580 Quartier Le Grès
84100 - ORANGE
Tél : 04 90 34 10 68

Il *Domaine De La Méreuille* esiste da diverse generazioni ed è ora gestito da Philippe Granger.

Nel dopoguerra, il nonno di Philippe, Marcel Bouver, aveva rivolto le sue attenzioni verso l'orticoltura e la coltivazione della vite: la Tenuta si è trasformata completamente in vigneti per la produzione del vino nel 1970, per scelta del figlio Michel e di sua moglie.

Nel 1980, la proprietà venne ampliata e fu deciso di potenziare la produzione in bottiglia.

In questi anni sorse il *Domaine De La Méreuille* (nome che, in provenzale, significa "La Merveille").

Il *Domaine* è situato a cavallo delle città di Orange e Châteauneuf-du-Pape (sulla riva sinistra del Rodano), a una quindicina di chilometri a nord dell'ex città papale: le terre della Tenuta vinicola, situate alle pendici dell'altopiano di Mont-Redon e Cabrières, sono costituite da un bel terreno argillo-calcareo con "galets roulés".

Le vigne del Domaine, dell'età media di 70 anni, sono in parte composte (al 90%) da vecchi vitigni di Grenache e da altri vitigni migliorativi, come il Syrah e il Mourvèdre, per i vini Châteauneuf-du-Pape; mentre per la denominazione di Côtes-du-Rhône, le varietà sono il Syrah, il Carignan e il Cinsault. Il vigneto di Orange produce, infatti: Châteauneuf-du-Pape, Côtes-du-Rhône e Côtes-du-Rhône Village.

Preoccupato per il rispetto dell'ambiente, Philippe Granger conduce un'agricoltura ragionata.

Vaucluse è l'unico Dipartimento della Provenza-Alpi-Costa Azzurra a produrre vini della denominazione di Côte-du-Rhône Village. I Vins d'Orange prodotti da Philippe Granger hanno una grande attitudine all'invecchiamento e possono essere conservati per più di dieci anni.

Il *Domaine De La Méreuille* produce, infine, Vin d'Orange, nelle qualità bianca, rossa e rosata.

DOMAINE DE LA MÉREUILLE, Châteauneuf-du-Pape, Rouge, 2018
Lo Châteauneuf-du-Pape del *Domaine De La Méreuille* è un uvaggio delle varietà del Grenache Noir (70%), del Mourvèdre (10%), dello Syrah (10%) e del Cinsault (10%).
All'occhio, il vino è luminoso e di colore rosso porpora, con tonalità violacee: gli archetti e le lacrime formantesi sul bicchiere dimostrano una buona consistenza. Al naso, esso libera profumi di frutta rossa (ciliegia e lampone) e speziatura di vaniglia, con leggere note minerali. In bocca, questo Châteauneuf-du-Pape è particolarmente piacevole, caldo di alcol e con tannini morbidi. Se ne consiglia l'abbinamento gastronomico con la "Lepre in Salmì".

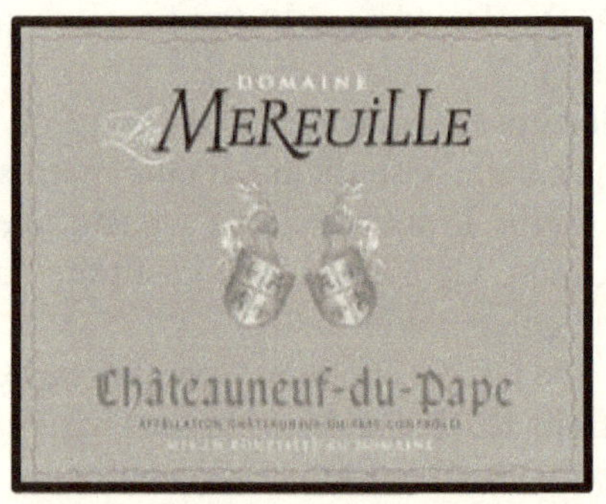

Prezzo: 27,50 €

VINO	ROSSO	ROSATO	BIANCO
CHÂTEAUNEUF-DU-PAPE	Domaine De La Méreuille Les Baptaurels		Domaine De La Méreuille
CÔTES DU RHÔNE VILLAGE	Domaine De La Méreuille		
CÔTES DU RHÔNE	Domaine De La Méreuille	Domaine De La Méreuille	Domaine De La Méreuille

DOMAINE MOULIN-TACUSSEL
Faye Stephenson e Didier Latour
10, Avenue Des Bosquets
84230 - CHÂTEAUNEUF- DU-PAPE
Tél : 04 90 83 70 09

Nel XIX secolo, insieme al barone le Roy, Henry Tacussel fu uno dei fondatori della denominazione di Châteauneuf-du-Pape: l'attuale Tenuta, fondata nel 1976 da Annette Tacussel e suo marito Robert Moulin, è passata alle tre figlie ed è gestita da Didier Latour, cantiniere.

La Tenuta porta avanti l'eredità di Henry e di suo figlio, Albert Tacussel.

Oggi, il *Domaine Moulin-Tacussel* – grazie alla meticolosità e precisione di Didier Latour – può vantare una reputazione straordinaria, consolidata dal fatto che il *Domaine* ha saputo arricchire la tradizione con metodi di coltivazione rispettosi dell'ambiente.

Beneficiando di un "terroir" unico – terreno argillo-calcareo, protetto da "galets roulés" e favorito da un clima soleggiato –, i 7,5 ettari del *Domaine Moulin-Tacussel* sono distribuiti su 10 appezzamenti che consentono la coltivazione di tutti i vitigni consentiti dal disciplinare.

Il cantiniere, Didier Latour, si assicura di seguire le rigide regole della denominazione: una resa limitata a 35 ettolitri per ettaro, vendemmie manuali e selettive, nonché un accurato assemblaggio dei 13 vitigni autorizzati.

I dieci lotti, sui complessivi 7,5 ettari del *Domaine Moulin-Tacussel*, sono situati nelle seguenti località: Palestor, Colombis, Le Lac, Coste Froide, Mont Pertuis, Grand Pierre e Le Mourre du Gaud.

Fra le 13 varietà di uve di Châteauneuf-du-Pape autorizzate, il *Domaine Moulin-Tacussel* le utilizza tutte, ad eccezione del Terret Noir.

DOMAINE MOULIN-TACUSSEL, Châteauneuf-du-Pape, Tradition, Rouge, 2017

Su un terreno composto da argilla e calcare, con "galets roulés", il *Domaine Moulin-Tacussel* coltiva i vitigni per produrre lo Châteauneuf-du-Pape *Tradition*. Questo vino è un uvaggio delle seguenti varietà:

Grenache Noir (70%), Mourvèdre (10%), Syrah (10%), Cinsault e Counoise (5%), così come Muscardin e Vaccarèse (5%).
Il vino viene prodotto su un'area vitata di 6,5 ettari (in 8 parcelle), con un'età media delle viti di 40 anni.
La raccolta delle uve è manuale, con cernita selettiva: la fermentazione ha una durata di 3-4 settimane, mentre l'invecchiamento avviene per 12 mesi in cantina interrata, in botti nuove di rovere e in demi-muids.
Il *Tradition* è un vino particolarmente elegante e avvolgente, che rappresenta canonicamente la tradizione degli Châteauneuf-du-Pape rossi: esso si presenta di colore rosso rubino, con sfumature violacee; al naso è intenso di frutti rossi e rivela una persistenza di note speziate, dalle quali emerge la vaniglia. In bocca, esso dimostra potenti tannini, una piacevole morbidezza e un lungo finale gustativo, dominato da sapori di fungo e tartufo: si tratta di un vino di qualità fine, che si accoppia perfettamente con il "Cinghiale in Salmì".

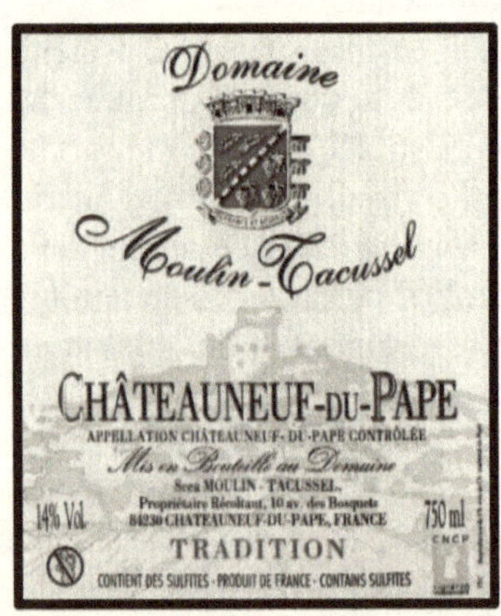

Prezzo: 22 €

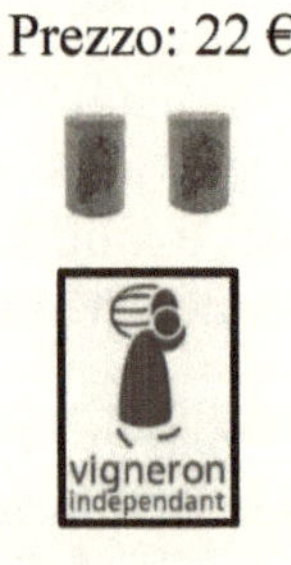

VINO	ROSSO	BIANCO
CHÂTEAUNEUF-DU-PAPE	Domaine Moulin-Tacussel Hommage à Henry Tacussel	Domaine Moulin-Tacussel Cuvée Annette

DOMAINE GIULIANI
Bernard Giuliani
9, Chemin De Saint Laurent
84370 - BÉDARRIDES
Tél : 04 90 33 14 69

Bernard Giuliani rappresenta la terza generazione che gestisce la Tenuta di famiglia. Nel 2006, con la moglie Aline, egli ha dato, alla sua Tenuta, il nome di *Domaine Giuliani*. Oggi i due commercializzano le loro bottiglie in Francia e all'estero, così come sono viticoltori appassionati e rispettosi sia dei loro vigneti, sia del loro "terroirs".

Il "terroir" del *Domaine Giuliani* si trova sul versante sud-orientale della denominazione di Châteauneuf-du-Pape, nel Comune di Bédarrides.

È un "terroir" straordinario, modellato dal Rodano e spazzato dal Maestrale, con un microclima unico: questo terreno argillo-calcareo è ricoperto, in gran parte, da "galets roulés".

Dai suoli sabbiosi e sassosi, i vini traggono la loro finezza ed eleganza: i "galets roulés" contribuiscono al corpo e alla struttura.

I vini del *Domaine Giuliani* sono l'espressione del "terroir" e dei vitigni: vi si producono vini equilibrati, curati particolarmente da Aline e Bernard. La finezza e l'eleganza caratterizzano i vini rossi, come i due Châteauneuf-du-Pape *Les Galets Jeanne* e *Les notes di Louis*, in Côtes-du-Rhône. Per quanto riguarda lo Châteauneuf-du-Pape bianco, il *Flora* è un vino delicato, con profumi sottili e floreali.

Il *Domaine Giuliani* è una Tenuta di famiglia di 16 ha: i vigneti si trovano sul versante sud/sud-est della denominazione di Châteauneuf-du-Pape a Bédarrides; e hanno un'età media di 60 anni, con rese basse, producendo uve di alta qualità.

Nella Tenuta sono rappresentati i tre grandi vitigni del Rodano per i rossi: il principale è il Grenache, poi viene lo Syrah e il Mourvèdre. Per i bianchi, il vigneto è composto da Grenache Blanc, da Clairette e dalle varietà della Roussanne e del Bourboulenc.

DOMAINE GIULIANI, Châteauneuf-du-Pape, Tradition, Rouge, 2017
Il vigneto si compone di appezzamenti selezionati, con vecchie vigne di oltre 50 anni, situate nei migliori "terroirs", con il 70% di Grenache, il 15% di Syrah e il 15% di Mourvèdre.
Il terreno è composto, soprattutto, di "galets roulés", con sabbia e argilla calcarea.
La vendemmia è manuale, con una rigorosa cernita in vigna, leggera pigiatura e diraspatura totale: la fermentazione avviene in maniera tradizionale, in tini di cemento termoregolati e conici di legno, per 30 giorni, con controllo della temperatura.
L'inizio della fermentazione avviene a basse temperature, senza aggiunta di lieviti (lieviti indigeni): i rimontaggi e le follature sono quotidiane, mentre l'affinamento avviene in tini di cemento, per 18 mesi.
Il vino si presenta di colore rosso porpora, con riflessi rubino: al naso emergono aromi di piccoli frutti, fungo coltivato e tartufo, con note speziate. In bocca, esso esprime la piacevolezza dello Châteauneuf-du-Pape, con buona intensità e persistenza: ottimo, se abbinato alla "Lepre Stufata".

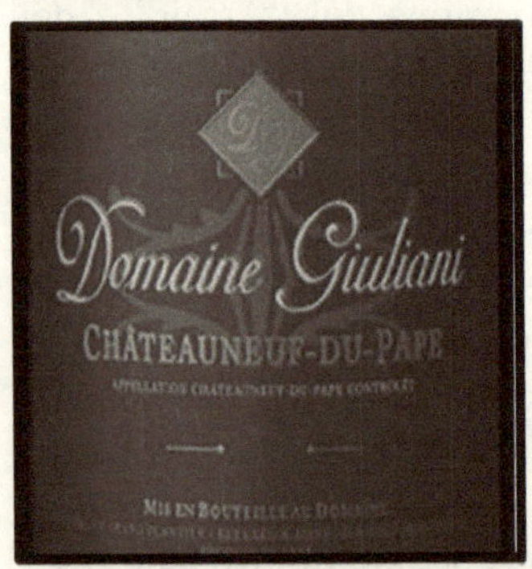

Prezzo: 30 €

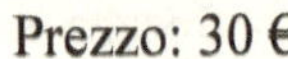

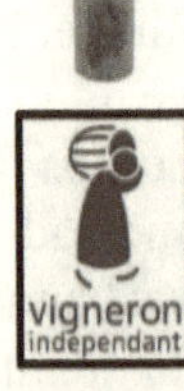

VINO	ROSSO	BIANCO
CHÂTEAUNEUF-DU-PAPE	Domaine Giuliani	Flora
CÔTES DU RHÔNE	Les Notes de Louis Les Galets Jeanne	

DOMAINE DE CRISTIA
Baptiste Grangeon
48 Faubourg Saint-Georges
84350 - COURTHEZON
Tél : 04 90 70 24 09

Creata da Étienne Grangeon 70 anni fa, la proprietà comprendeva, originariamente, 2 ettari di Grenache. Il figlio Alain, appassionato di viticoltura, ha notevolmente contribuito all'espansione del *Domaine* e piantato vitigni migliorativi, come lo Syrah e il Mourvèdre, creando così l'identità di Cristia (basata sulla conoscenza e sul rispetto dei terreni).

Poi, nel 1999, Baptiste e Dominique si sono uniti al padre: le loro priorità erano concentrarsi sulla selezione delle migliori parcelle, per produrre un vino di grande qualità, con un buon potenziale di invecchiamento.

Il 90% del "terroir" è composto da terreni sabbioso-argillosi, piantati a vite nel settore orientale della denominazione (Lieu-dit "Cristia"): queste parcelle di Châteauneuf-du-Pape beneficiano di un'esposizione fresca, a nord-est, che consente, alle uve e ai vini, di sviluppare tannini morbidi ed eleganti. Una parcella separata, situata nella parte più alta della denominazione (Lieu-dit "La Roquette"), è ricoperta di "galets roulés" (formate dall'ex passaggio del Rodano) e beneficia di una luce solare permanente.

Le parcelle di Côtes-du-Rhône Village, Côtes-du-Rhône e Vin de Pays sono sparse intorno al villaggio di Courthézon, al limite della denominazione di Châteauneuf-du-Pape: i "terroirs" sono, essenzialmente, argillo-sabbiosi e in grado di produrre vini nello stesso stile dello Châteauneuf-du-Pape.

DOMAINE DE CRISTIA, Châteauneuf-du-Pape, Blanc, 2019

Le uve vengono selezionate e pressate molto rapidamente: esse fermentano e maturano, per 8 mesi, in una combinazione di botti e vasche di acciaio inox.

Lo Châteauneuf-du-Pape Blanc del *Domaine Cristia* è un uvaggio delle varietà della Clairette (80%) e della Roussanne (20%), coltivate su un suolo sabbioso, con età delle vigne di circa 40 anni: dopo la vinificazione, il vino subisce un affinamento di 12 mesi in demi-muids. Esso si presenta di colore giallo paglierino, con riflessi dorati, brillante e abbastanza consistente: al naso sprigiona aromi complessi di fiori (acacia e ginestra) e di frutti esotici (ananas), come pure una piacevole speziatura di vaniglia. In bocca, lo Châteauneuf-du-Pape Blanc è intenso e persistente, dimostrando un buon equilibrio: ottimo l'abbinamento con le "Capesante Gratinate".

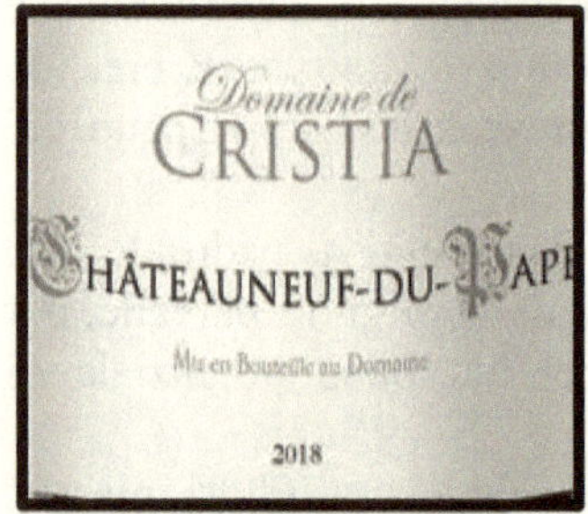

Prezzo: 29 €

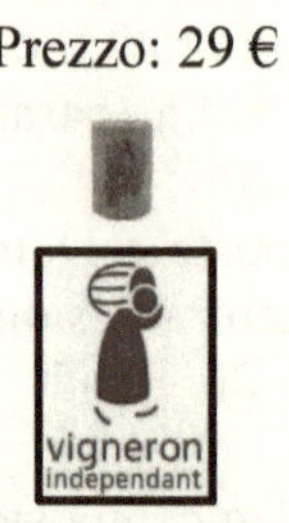

VINO	ROSSO	ROSATO	BIANCO
CHÂTEAUNEUF-DU-PAPE	Cuvée Vieilles Vignes Cuvée Renaissance Domaine de Cristia		Domaine de Cristia
VIN DE PAYS DE MÉDITERRANÉE	Grenache		
VACQUEYRAS	Colletion Cristia		
VENTOUX	Colletion Cristia		
CÔTES DE PROVENCE		Colletion Cristia	
CÔTES DU RHÔNE	Vieilles Vignes Domaine de Cristia		Domaine de Cristia

DOMAINE LE GRAND RETOUR
Yves Aubert, Alain Aubert e Claude Aubert
Rd 23
84850 - TRAVAILLAN
Tél : 04 90 70 90 16

Il *Domaine Le Grand Retour* è una proprietà di grandi dimensioni, che copre 150 ettari, in un blocco di parcelle situato a Tulette e a Plan de Dieu.

La Tenuta è stata acquistata dai tre fratelli Aubert nel 1999 (precedentemente era di proprietà di Francesi ritornati dall'Algeria negli anni '60).

Quando questi viticoltori erano in Algeria, essi investirono nei terreni in Francia e piantarono qui le loro vigne. In seguito, essi dovettero lasciare l'Algeria, scoprendo però che le viti erano pronte per produrre uva da vinificazione: per loro fu un grande ritorno.

I fratelli Aubert sono tra i più grandi proprietari terrieri della Valle del Rodano, con oltre 450 ettari di vigneti.

86 ettari sono situati a Donzere Drôme, nella denominazione di Grignan-les-Adhemar: i vini di questa località vengono prodotti nelle cantine di Donzere.

I vigneti in Vaucluse si estendono su 156 ettari nella denominazione di Côtes-du-Rhône Village, Plan de Dieu e Visan; altri 50 ettari sono situati nell'AOC Côtes-du-Rhône Village, mentre altri 70 ettari in quella di Côtes-du-Rhône; infine, 74 ettari sono IGP.

Nel 2015 è stata acquistata una Tenuta nella denominazione di Châteauneuf-du-Pape, il *Domaine Husson* a Courthezon, con 10,5 ha di Châteauneuf-du-Pape, 6,5 ha di Côtes-du-Rhône Village e 3 ha di Côtes-du-Rhône.

Nel 2019, la famiglia ha acquisito un altro *Domaine* più grande, lo *Château la Courançonne* a Violès, avendo così, in futuro, anche l'opportunità di produrre vini di Rasteau e Séguret.

DOMAINE HUSSON, Châteauneuf-du-Pape, Rouge, 2017

Lo Châteauneuf-du-Pape del *Domaine Husson* è un assemblaggio dei vitigni di Grenache (60%), Mourvèdre (35%) e Syrah (5%): l'85% del vino viene affinato in "foudres", e il resto in vasche di cemento.

Questo vino è di colore rosso rubino intenso, con buona consistenza: al naso si percepiscono aromi fruttati e speziati, con note balsamiche. In bocca, esso presenta tannini morbidi e buona sapidità. Per le sue caratteristiche organolettiche, il vino si abbina piacevolmente con la "Coscia d'Agnello al Forno".

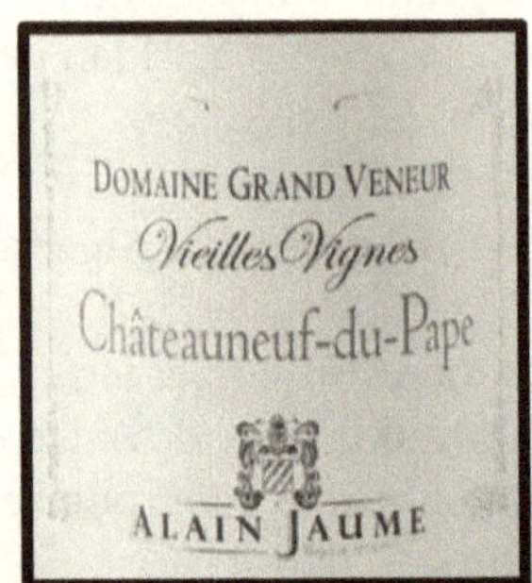

Prezzo: 29 €

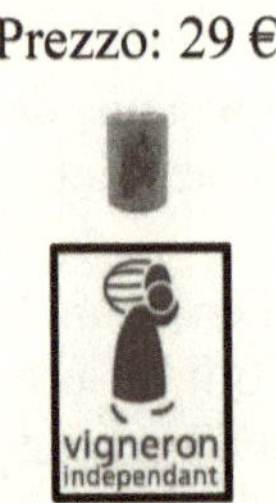

VINO	ROSSO	ROSATO	BIANCO
CHÂTEAUNEUF-DU-PAPE	Châteaun Husson		Châteaun Husson
IGP MÉDITERRANÉE			Cépage Chardonnany Cépage Viognier
CÔTES DE RHÔNE	La Serine Cuvée Vieilles Vignes		
GRIGNAN LES ADHEMAR	Le Devoy Le Devoy Cuvée Spéciale	Le Devoy	Le Devoy
CÔTES DU RHÔNE VILLAGE	Plan de Dieu Sainte Cécile Visan La Sérine		Châteaun Husson

DOMAINE DE BEAUCASTEL
François et Jean-Pierre Perrin
Chemin de Beaucastel
84350 - COURTHEZON
Tél : 04 90 70 41 00

Nel 1909 Pierre Tramier, dopo aver diretto la Tenuta vinicola del *Domaine de Beaucastel*, cedette la conduzione dell'Azienda a suo genero, Pierre Perrin.

Successivamente, Jacques Perrin (figlio di Pierre) ha continuato gli sforzi del padre fino al 1978, rendendo celebre il vino da lui prodotto. Oggi, la conduzione vitivinicola è nelle mani di Jean-Pierre e di François, i figli di Jacques Perrin, che continuano la tradizione del *Domaine de Beaucastel*.

La Tenuta si estende su 130 ettari, dei quali 100 sono piantati sia con le varietà della denominazione di Châteauneuf-du-Pape, sia con quelle che concorrono alla denominazione di Côtes-du-Rhône; mentre i restanti 30 ettari sono coltivati a colture rotate, per preparare nuovi impianti di vigneto.

I 100 ettari situati intorno al *Domaine* sono coltivati con le storiche 13 varietà di uva della denominazione di Châteauneuf-du-Pape: Grenache, Mourvèdre, Syrah, Cinsault, Vaccarèse, Counoise, Terret Noir, Muscardin, Clairette, Picpoul, Picardan, Bourboulenc e Roussanne.

La famiglia Perrin è stata antesignana dell'approccio innovativo all'agricoltura biologica (nel 1950), così come all'agricoltura biodinamica (nel 1974).

Esclusivamente raccolte a mano, le uve vengono accuratamente selezionate al loro arrivo in cantina, poi conservando e vinificando solo quelle migliori, dopo la totale diraspatura, Jean-Pierre e François vinificano in tini tradizionali, a temperatura controllata, per 15 giorni, prima di far maturare il vino in botti di rovere.

Per mettere in evidenza le loro peculiarità, i 13 vitigni dei vigneti dello *Château de Beaucastel* vengono vinificati separatamente, poiché il Grenache e il Cinsault forniscono calore, colore e rotondità, mentre il Mourvèdre, lo Syrah, il Muscardin e il Vaccarèse apportano struttura e capacità di invecchiamento (così come il Counoise e il Picpoul contribuiscono alla freschezza e agli aromi molto particolari).

DOMAINE DE BEAUCASTEL, Châteauneuf-du-Pape, Rouge, 2017
Lo Châteauneuf-du-Pape rosso di *Beaucastel* è miscelato in base alle seguenti proporzioni: Grenache (30%); Mourvèdre (30%); Syrah (15%); Counoise (10%); Vaccarèse, Terret Noir, Muscardin, Clairette, Picpoul, Picardan, Bourboulenc e Roussanne, tutte insieme (10%); e infine, Cinsault (5%). Ogni varietà viene raccolta separatamente e manualmente: la vinificazione avviene in botti di rovere per le varietà del Mourvèdre e dello Syrah, mentre si utilizzano tradizionali vasche di cemento smaltato per tutte le altre varietà.
Questo vino è di colore rosso rubino, luminoso e di buona consistenza: al naso, esso sprigiona intensi e piacevoli sentori di viola mammola e piccoli frutti (lampone e ribes), con note speziate che riconducono al pepe nero e al chiodo di garofano. Al palato, questo Châteauneuf-du-Pape è morbido e avvolgente, con i tannini soffici e un'ottima struttura. Esso si abbina con carni pregiate dal gusto equilibrato, come per esempio il "Filetto alla Wellington".

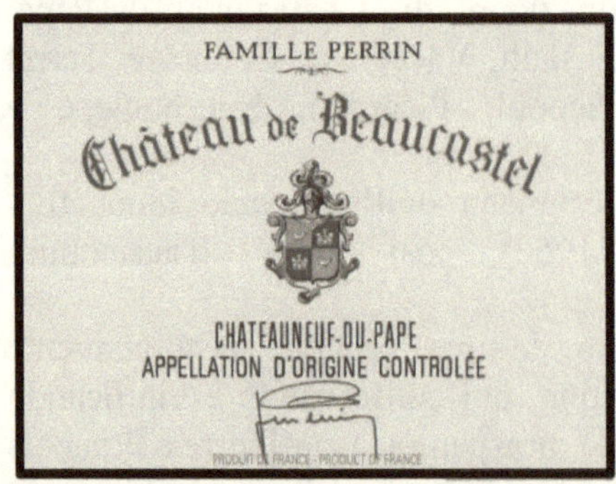

Prezzo: 76 €

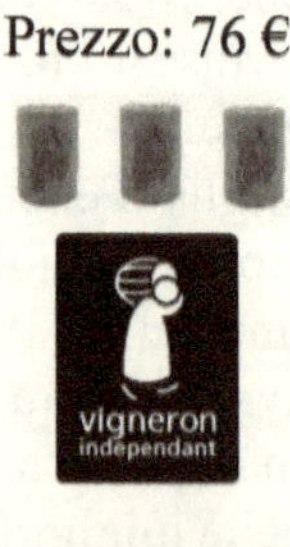

VINO	ROSSO	BIANCO
CHÂTEAUNEUF-DU-PAPE	Château de Beaucastel	Château de Beaucastel Roussanne Vieilles Vignes
CÔTES DE RHÔNE	Coudoulet	Coudoulet

DOMAINE DE SAINT-PAUL
Isabelle Plumer Jeune e Béatrice Audu - Jeune
Route De Sorgues
84232 - CHÂTEAUNEUF- DU-PAPE CEDEX
Tél : 04 90 83 70 28

Nel 1958, Charles Establet acquistò il *Domaine de Saint-Paul* che era stato creato nel 1934. In seguito, Christiane e Pierre Elie Jeune organizzarono la cantina, trasmettendo poi ai loro figli, la passione per la vite e per il vino.

Ed è così che, in tempi attuali, Béatrice, Isabelle e Christophe, ispirati dalle tradizioni di famiglia, hanno rilevato la Tenuta.

Il loro vigneto a Châteauneuf-du-Pape si trova tra Orange e Avignone, al centro della Valle del Rodano, su una strada alberata di ulivi, pini e mandorli. Il *Domaine de Saint-Paul* è un'azienda vinicola di famiglia, che produce vini di qualità eccezionale.

La Tenuta è situata nel sud della denominazione e copre 14,5 ettari (36 acri) di Châteauneuf-du-Pape. Il sole, il maestrale e un terreno composto da "galets roulés" (tipici della denominazione) contribuiscono a creare vini delicati e ricchi.

Il vigneto è composto da diverse parcelle distinte: Pied Redon, La Combe, Palestor, Les Relagnes, Le Boucou e Les Coulets, di cui 4 ettari (ossia 10 acri) intorno alla proprietà. I vitigni utilizzati per i rossi sono i seguenti: Grenache, Syrah, Cinsault, Muscardin e Mourvèdre. Per il bianco: Grenache Bianco, Roussanne e Clairette (l'età media delle viti è di 40 anni).

Anche se, in passato, il *Domaine de Saint-Paul* ha sempre utilizzato procedure rispettose dell'ambiente, ora la situazione è cambiata radicalmente: la Tenuta, infatti, sta diventando un'azienda biologica.

La vendemmia è fatta interamente a mano, perché essa consente una selezione delle uve, prima in vigna e, una seconda volta, al loro arrivo in cantina: le uve vengono leggermente pigiate e sottoposte a una diraspatura selettiva. La vinificazione avviene tradizionalmente: per 18-28 giorni, le uve vengono vinificate separatamente in serbatoi di acciaio inox a temperatura controllata. Successivamente le uve vengono pigiate con pressa pneumatica e subiscono una sistematica fermentazione malolattica.

In base all'annata, il vino matura in grandi botti di rovere, per 8-12 mesi.

DOMAINE DE SAINT-PAUL, Châteauneuf-du-Pape, Rouge, 2017
Lo Châteauneuf-du-Pape del *Domaine de Saint-Paul* è un uvaggio dei vitigni di Grenache Noir (70%) e di Syrah (30%), coltivati su terreni silico-argillosi, con "galets roulés": l'età media delle vigne è di 45 anni.
La varietà dello Syrah viene affinata, per 12 mesi, in botti e demi-muids, mentre il Grenache è invecchiato, da 12 a 18 mesi, in botti nuove; il resto del vino viene conservato in tini di acciaio inox, per mantenerne gli aromi fruttati: l'assemblaggio finale è determinato ed effettuato poco prima dell'imbottigliamento.
Questo vino è di colore rosso porpora, con riflessi rubino: al naso, esso è intenso e persistente, con note speziate emergenti. Al palato, questo Châteauneuf-du-Pape sfodera ottimi tannini e buona persistenza aromatica. Lo si consiglia con il "Cervo in Salmì".

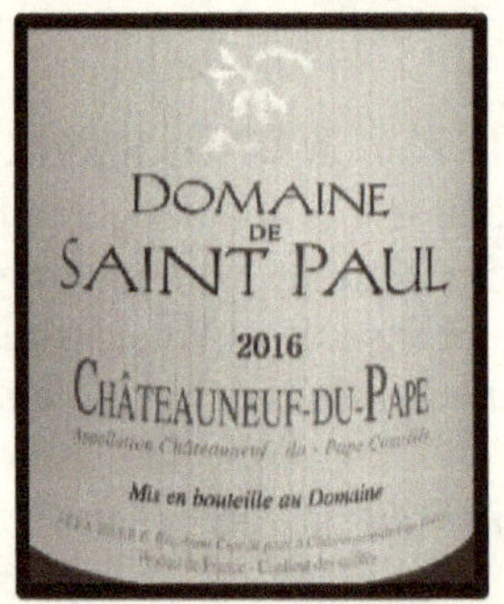

Prezzo: 24 €

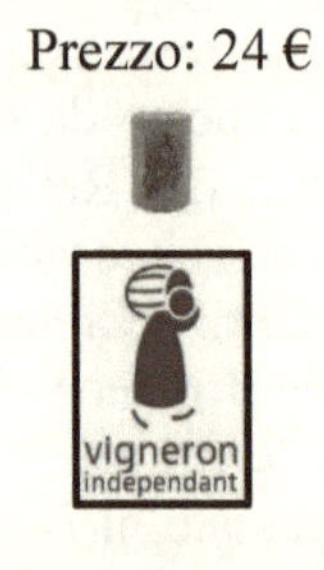

VINO	ROSSO	ROSATO	BIANCO
CHÂTEAUNEUF-DU-PAPE	Domaine de Saint-Paul Cuvée Jumille Cuvée L'Insolite		Domaine de Saint-Paul
CÔTES DE RHÔNE		Domaine de Saint-Paul	

DOMAINE BENEDETTI
Christian Benedetti
1030, Chemin de Garriguette
84850 - CAMARET SUR AIGUES
Tél : 06 61 77 24 77

Nel 1930, Nicolas Benedetti, lasciata l'Italia, si trasferì a Châteauneuf-du-Pape, dove iniziò a lavorare la vigna.

Noël Benedetti, suo figlio, lavorò poi la terra ereditata (1 ettaro di Côtes-du-Rhône e 1,4 ettari di Châteauneuf-du-Pape), portando l'uva nella cantina cooperativa di Courthézon (la Cellier des Princes). Nel 1997, il figlio Christian decise di rilevare i terreni e lasciare la cantina cooperativa, per creare il *Domaine Benedetti.*

Dal 1998 al 2001, Christian ha acquistato 4 ettari di Côtes-du-Rhône e 2,2 ettari di Châteauneuf-du-Pape; egli ha deciso, quindi, di produrre e commercializzare il proprio vino.

Nel 2000, il passaggio all'agricoltura biologica è stata una logica conseguenza della modernizzazione della Tenuta.

Con l'agricoltura biologica sono vietati pesticidi e fertilizzanti chimici: i Benedetti cercano, così, di preservare il più possibile l'equilibrio biologico della Natura.

Nel 2004 Nicolas, figlio di Christian, è entrato a far parte della Tenuta, dopo aver studiato viticoltura ed enologia.

Oggi, la Tenuta possiede 4 ettari di Châteauneuf-du-Pape, 10 di Côtes-du-Rhône e 2 di Vin de Pays.

A Châteauneuf-du-Pape, gli appezzamenti dei Benedetti hanno una gamma di "terroirs" abbastanza ricca e varia, data la loro piccola superficie.

L'altopiano del Crau, con i suoi "galets roulés" portati dal Rodano, è un "terroir" particolarmente vocato alla coltivazione della vite, così come il distretto di Cabrières e quello di St-George.

Nei vigneti di Châteauneuf-du-Pape, i vitigni coltivati sono, principalmente, composti da Grenache (75%), Syrah (15%), Cinsault (5%) e Mourvèdre (5%) per i rossi; mentre per i bianchi, Grenache Blanc (40%), Roussanne (40%) e Bourboulenc (20%).

Nella Côtes-du-Rhône, i Benedetti coltivano Grenache, Syrah e Mourvèdre per i rossi, Grenache e Cinsault per i rosati, e Grenache

Blanc per i bianchi. I Vins de Pays sono costituiti da: Merlot, Mourvèdre e Cinsault per i rossi, e Chardonnay e Ugni Blanc per i bianchi.

DOMAINE BENEDETTI, Châteauneuf-du-Pape, Blanc, 2019

Le varietà che concorrono all'assemblaggio sono: il Grenache Blanc (40%), la Roussanne (40%) e il Bourboulenc (20%).

Gli appezzamenti dello Châteauneuf-du-Pape bianco si trovano sul "terroir" del Crau. I vitigni di Roussanne e Bourboulenc vengono vinificati in botti, mentre quello di Grenache Blanc in tini di acciaio inossidabile.

Lo Châteauneuf-du-Pape Blanc del *Domaine Benedetti* è di colore giallo dorato, brillante e abbastanza consistente. Al naso, esso offre aromi varietali di fiori d'acacia ed erbe aromatiche (timo, cedrina), come pure sentori di agrumi. In bocca, questo vino è intenso e persistente, con ottima struttura e piacevole mineralità. Ottimo con la "Spigola al Forno".

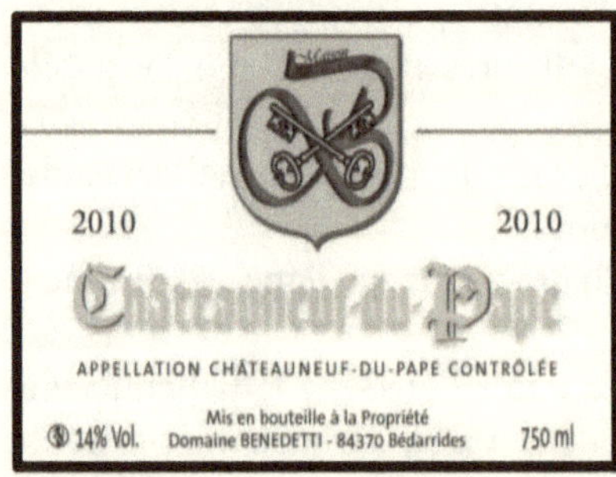

Prezzo: 28 €

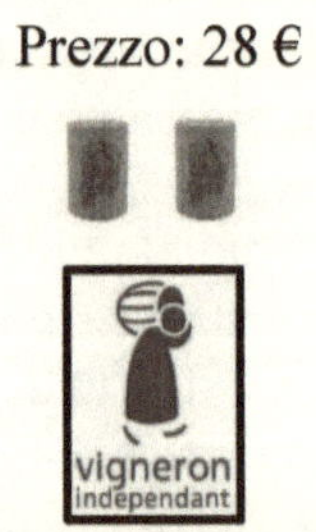

VINO	ROSSO	ROSATO	BIANCO
CHÂTEAUNEUF-DU-PAPE	Domaine Benedetti Cuvée "Larme Papale"		Domaine Benedetti
CÔTES DE RHÔNE	Domaine Benedetti Vieilles Vignes Vieux Clos	Domaine Benedetti	Domaine Benedetti

LE CLOS SAINT-MICHEL
Franck Mousset
2505 Route de Châteauneuf-du-Pape
84700 - SORGUES
Tél : 04 90 83 56 05

Il *Clos Saint-Michel* è una Tenuta immersa in terreni cosparsi di "galets roulés", provenienti dal vecchio letto del Rodano: l'antica fattoria tipica provenzale domina le vigne della Tenuta.

Il *Clos Saint-Michel* è gestito dagli attuali proprietari, la famiglia Mousset, sin dagli anni '50; tuttavia, per diversi decenni, la proprietà della fattoria era stata di un'altra famiglia: oggi, i Mousset, guidati da Frank e Olivier, possiedono anche il *Domaine des Saumades*.

Olivier e Franck Mousset, che rappresentano la quarta generazione di viticoltori di queste terre, apprezzano profondamente lo stretto connubio tra i vigneti e le cantine che hanno rimodernato. Essi sono riusciti a coniugare la ricchezza naturale del territorio, il saper fare tradizionale e i dati scientifici più recenti: i Mousset, fedeli ai principi che regolavano, fin dal 1937, la denominazione di Châteauneuf-du-Pape, hanno ricreato uno sfruttamento artigianale con resa limitata (garanzia, questa, di una grande concentrazione di vini). Inoltre, Olivier e Franck utilizzano le attuali tecniche di coltura e vinificazione in modo ragionato: i vini che producono sono lo Châteauneuf-du-Pape (Clos Saint-Michel), il Côtes-du-Rhône (Domaine Guy Mousset) e il nuovissimo Caladoc.

Clos Saint-Michel possiede 14 ettari di vigneti a Châteauneuf-du-Pape e vigneti nella Côtes-du-Rhône. Mentre i vini Châteauneuf-du-Pape sono venduti come *Clos Saint-Michel*, i vini della Côtes-du-Rhône sono prodotti con il nome di famiglia, *Domaine Guy Mousset*.

Dei 14 ettari di vigneti a Châteauneuf-du-Pape, 12,6 ettari sono utilizzati per la produzione di vino rosso. I restanti 1,4 ettari sono destinati alla coltivazione di uve da vino bianco.

LE CLOS SAINT-MICHEL, Châteauneuf-du-Pape, Tradition, Blanc, 2019
Le varietà con le quali si produce il vino sono: il Grenache (30%), la Clairette (30%), la Roussanne (20%) e il Bourboulenc (20%).

Il vino si presenta con una veste gialla dorata, con riflessi verdognoli. Al naso, si possono percepire sentori floreali, fruttati, ma anche speziati. In bocca, esso dimostra un'ottima struttura e persistenza aromatica, con un lungo finale di anice verde ed erba pepe. Se ne consiglia l'abbinamento gastronomico con la "Ricciola alla Siciliana".

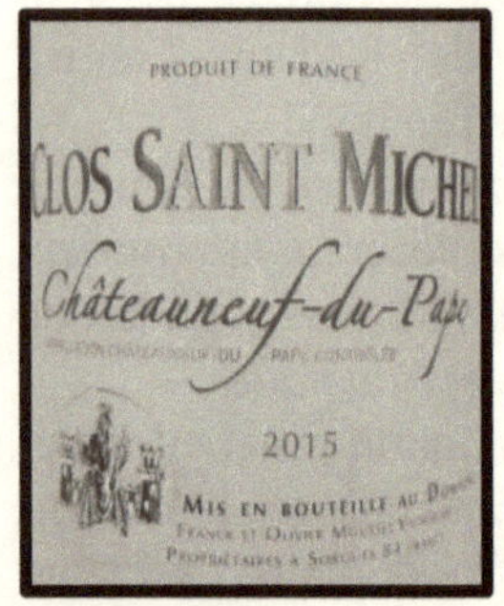

Prezzo: 29,50 €

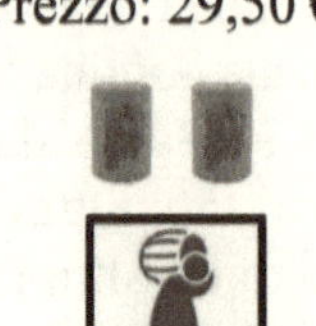

VINO	ROSSO	ROSATO	BIANCO
CHÂTEAUNEUF-DU-PAPE	Tradition Cuvée Réservée Grand Vin		Clos Saint Michel Tradition
IGP MÉDITERRANÉE		Caladoc	
IGP PRINCIPAUTÉ D'ORANGE	Tendance Viognier		
CÔTES DE RHÔNE	Domaine Guy Mousset Classique		
VIN DE PAYS			Enfants de Vignerons
CÔTES DU RHÔNE VILLAGE	Domaine Guy Mousset Tendance Syrah Tendance Cinsault		

DOMAINE RAYMOND USSÉGLIO ET FILS
Stéphane Usséglio
4, Avenue des Amandiers
84230 - CHÂTEAUNEUF- DU-PAPE
Tél : 04 90 83 71 85

Francis Usséglio, partendo dall'Italia, giunse in Francia nel 1931 e si stabilì a Châteauneuf-du-Pape: qui, nel 1948, iniziò a produrre il proprio vino.

Nel 1963, il *Domaine* fu nelle mani di Raymond e della moglie Danielle, che ampliarono la Tenuta denominandola *Domaine Usséglio Raymond*.

Dal 1999, Stéphane ha iniziato a coltivare i 24 ettari della Tenuta (di cui 19 all'interno dell'AOC Châteauneuf-du-Pape e 5 all'interno della zona della Côtes-du-Rhône), che sono parcellizzati e offrono un mosaico di diversi "terroirs" ed esposizioni.

Stéphane, per preservare e rispettare il più possibile sia la vita sia l'equilibrio dei terreni e delle viti, ha scelto di lavorare mediante la biodinamica, un metodo di coltura che richiede molta osservazione e cura specifica.

Le varietà coltivate da Stéphane – tutte vigne con un'età media che supera i cinquant'anni d'età – sono a bacca sia bianca sia rossa: in particolare troviamo Grenache, Mourvèdre, Syrah, Cinsault, Counoise, Clairette, Roussanne e Bourbolenc.

Oggi, il *Domaine Raymond Usseglio* dà vita a una gamma di otto etichette, dove bianchi e rossi si alternano con eleganza e precisione, da espressioni più semplici – come il Vin de Pays *Les Amandiers* o il *Claux Blanc* – sino alla mitica *Cuvée Imperiale*, espressione massima delle potenzialità produttive del *Domaine* raggiunte nella denominazione Châteauneuf-du-Pape.

DOMAINE RAYMOND USSÉGLIO ET FILS, Châteauneuf-du-Pape, Rouge, 2017

Generalmente, l'uvaggio si compone con il 75% di Grenache, il 15% di Mourvèdre, il 5% di Syrah, il 3% di Counoise e il 2% di Cinsault. I vigneti si trovano in diverse località, ossia: a l'Arnesque, a Bois Sénéchaux, a Cabrières, a Charbonnières, a Palestor, a Les Terres

Blanches e a Le Tresquoys. Le vigne hanno una media di 50-60 anni di età: il vino viene invecchiato in una combinazione di vasche di cemento, foudres e piccole botti di rovere francese, per una media di 18 mesi.

Lo Châteauneuf-du-Pape del *Domaine Raymond Usséglio et Fils* è di colore rosso rubino, con tonalità violacee e buona consistenza: all'esame olfattivo, esso presenta sentori fruttati e speziati, nei quali prevalgono il ribes nero e il mirtillo, ma anche il ginepro e il pepe nero; nel finale persistono note tostate. Al palato, questo vino evidenzia tannini setosi e un'ottima morbidezza, con un lungo finale dominato dalla liquirizia. Se ne consiglia l'abbinamento gastronomico con formaggi caprini, ma esso risulta eccellente con il "Capriolo in Umido".

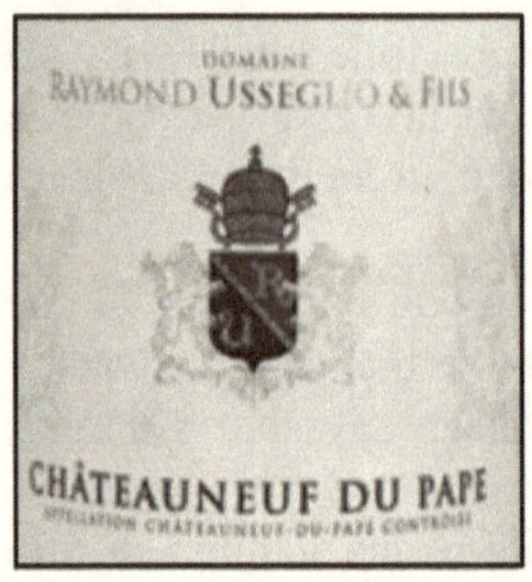

Prezzo: 32 €

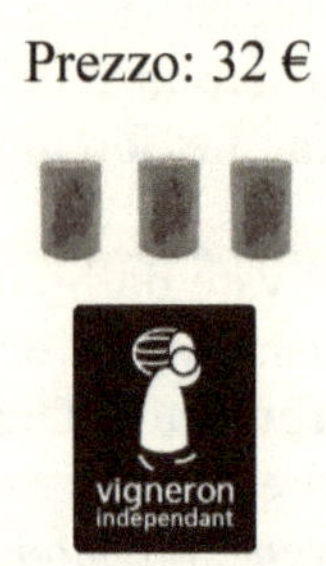

VINO	ROSSO	BIANCO
CHÂTEAUNEUF-DU-PAPE	Rouge Cuvée Impériale Part des Anges Les Apôtres	Blanc Roussane
CÔTES DE RHÔNE	Le Claux	Le Claux
VIN DE FRANCE	La Création Les Amandiers	

CHÂTEAU MONGIN LYCEE VITICOLE
2260 Route Du Grès
84100 - ORANGE
Tél : 04 90 51 48 04

La Tenuta viene utilizzata come terreno di sperimentazione per il Liceo Viticolo, servendo anche come centro di pratica per gli studenti in formazione, essi fanno stage durante tutto l'anno e partecipano a vari lavori nei vigneti, in cantina e anche nella commercializzazione dei vini.

Situato a nord della denominazione Châteauneuf-du-Pape, il vigneto si sviluppa su 3 siti: Mongin, Les Peyrières e Maucoil.

Il vigneto si estende su 20 ettari, di cui 2 nella denominazione Châteauneuf-du-Pape e 11 nella denominazione Côtes-du-Rhône Villages.

I terreni sono sassosi o sabbiosi, con sabbie silicee miste ad argilla e calcare. I vigneti beneficiano di un microclima eccezionale e di un'esposizione ottima, che contribuiscono a una buona maturità delle uve.

Per quanto riguarda i vini bianchi, le uve appena raccolte vengono trasportate in piccoli contenitori al centro di ricezione, dopodiché esse vengono convogliate alla pressa pneumatica, dove vengono pigiate. La fermentazione alcolica avviene a 21-22°C, per 2 settimane.

Alla fine dell'inverno vengono effettuati i travasi, l'affinamento e la filtrazione prima dell'imbottigliamento, che avverrà nella primavera dell'anno successivo.

Per quanto riguarda i vini rossi, ogni appezzamento viene identificato e vinificato separatamente.

La raccolta è esclusivamente manuale: le uve arrivano intere in cantina, dove vengono diraspate e pigiate, prima di essere inserite nel tino. La vinificazione dipenderà dal tipo di vino da produrre e dall'annata (per lo Châteauneuf-du-Pape da 21 a 30 giorni).

Dopo la svinatura, il vino viene travasato in tini smaltati, per terminare la fermentazione alcolica e avviare la fermentazione malolattica.

Per lo Châteauneuf-du-Pape, è necessario un affinamento in botti da 12 a 18 mesi, prima dell'imbottigliamento.

CHÂTEAU MONGIN, Châteauneuf-du-Pape, Rouge, 2018
Lo Châteauneuf-du-Pape di Château Mongin è un assemblaggio delle varietà di Grenache (95%) e Syrah (5%). Il terreno è composto da "galets roulés", con un sottosuolo sabbioso e calcareo. La raccolta delle uve è manuale, con cernita obbligatoria; la macerazione avviene in 3 settimane, mentre l'affinamento in barriques ha una durata di 12 mesi.
Il vino si presenta di colore rosso porpora, con riflessi violacei; al naso, esso sprigiona sentori fruttati e speziati, intensi e abbastanza persistenti. Al palato, questo Châteauneuf-du-Pape è caldo e persistente, con tannini morbidi e piacevole freschezza. Se ne consiglia l'abbinamento gastronomico con le "Pappardelle al Sugo di Cinghiale".

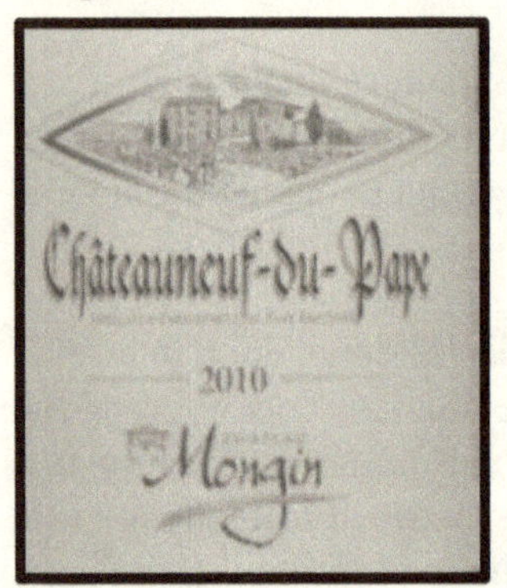

Prezzo: 18,90 €

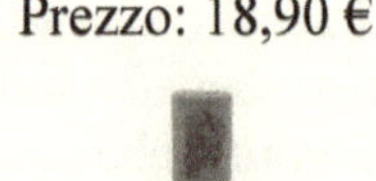

VINO	ROSSO	ROSATO	BIANCO
CHÂTEAUNEUF-DU-PAPE	Château Mongin		
CÔTES DE RHÔNE	Château Mongin	Château Mongin	Boisfeuillet
VIN DE PAYS		Le Gres	Le Gres
CÔTES DU RHÔNE VILLAGE	Les Peyrieres Venissat		

DOMAINE DE LA JANASSE - CLOS SAINT-ANTONIN
Christophe Sabon e Isabelle Sabon
29 Chemin du Moulin
84350 - COURTHEZON
Tél : 04 90 70 86 29

Nel 2014, la famiglia Sabon – proprietaria del *Domaine de la Janasse* – ha comprato una Tenuta a Jonquières, che si estende su un'area vitata di 15 ettari. *Clos St-Antonin*, questo il nome del *Domaine*, copre 2 ettari di vigneti per lo Châteauneuf-du-Pape, 4,5 ettari per il Côtes-du-Rhône Villages e il Plan de Dieu, e 10,5 ettari per il Côtes-du-Rhône o per l'IGP d'Orange.

Isabelle Sabon è a capo di questo nuovo progetto, che è iniziato nel 2015 con l'uscita del primo vino ottenuto dai vigneti della sua famiglia a La Crau per il *Clos Saint-Antonin*.

Isabelle pratica l'agricoltura biologica, la raccolta delle uve avviene manualmente ed esse sono parzialmente diraspate. Il processo di vinificazione viene effettuato nelle cantine del *Domaine de la Janasse*.

I vini prodotti dal *Clos Saint-Antonin* utilizzano diverse varietà:

- lo Châteauneuf-du-Pape è composto dal 100% di Grenache, con vigne d'età media di 60 anni; il vino viene affinato in foudres o demi-muids, per 12 mesi;

- il Côtes-du-Rhône Villages, Plan de Dieu, è un uvaggio dei vitigni di Grenache (50%), Mourvèdre (30%) e Syrah (20%): il Grenache è affinato in foudres, mentre il Mourvèdre e lo Syrah sono elevati in barriques;

- il Côtes-du-Rhône utilizza le varietà Grenache (80%), Mourvèdre (10%) e Syrah (10%): il vino viene affinato in vasche di cemento, per 6-9 mesi;

- l'IGP d'Orange Blanc è un uvaggio di Chardonnay (40%), Clairette (40%) e Bourboulenc (20%), dove lo Chardonnay viene vinificato e affinato in barriques.

CLOS SAINT-ANTONIN, Châteauneuf-du-Pape, Rouge, 2018

Il *Clos St-Antonin*, Châteauneuf-du-Pape, è prodotto con il 100% di vitigno di Grenache, da vigneti con un'età media di 60 anni.

I Sabon sono riusciti a raggiungere la "tempesta perfetta", con il loro Châteauneuf-du-Pape. Si tratta di un vino avvolgente, morbido, ben strutturato, che gode di un perfetto equilibrio e, tra pochi anni, raggiungerà l'armonia. Il vino si presenta di colore rosso rubino, luminoso e con buona consistenza. Al naso emergono intensi sentori di piccoli frutti (ribes nero, lampone) e una sottile speziatura (pepe nero, cannella), molto persistente, con nota finale di nocciola. In bocca, esso è un concentrato di frutta, con tannini setosi e ottima freschezza, compensata da una piacevole sensazione pseudocalorica. Il vino è di qualità fine e, per le sue caratteristiche organolettiche, lo si consiglia con cibi/preparazioni in cui emergano la succulenza e la tendenza dolce, con leggera untuosità: un abbinamento ottimo è il "Carré di Agnello con Patate al Forno".

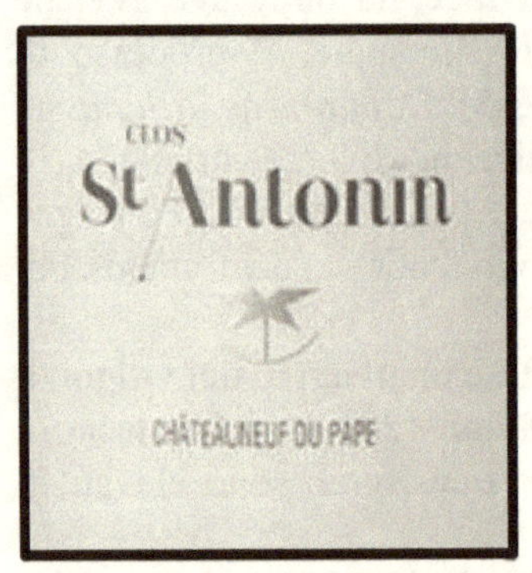

Prezzo: 38 €

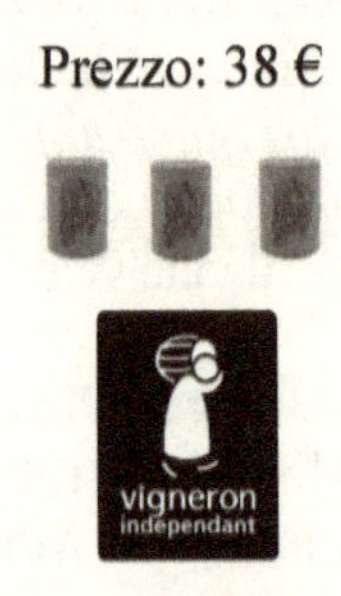

VINO	ROSSO	BIANCO
CHÂTEAUNEUF-DU-PAPE	Clos St Antonin	
CÔTES DE RHÔNE	Clos St Antonin	
IGP ORANGE		Clos St Antonin
CÔTES DU RHÔNE VILLAGE	Plan de Dieu	

CHÂTEAU MONT-REDON
Pierre Fabre
Chemin De Maucoil
84230 - CHÂTEAUNEUF- DU-PAPE
Tél : 04 90 83 72 75

Nel 1923, Mont-Redon diventò una proprietà di Henri Plantin, che cercò di riunire i 2,5 ettari di terreno, un po' sparsi, che aveva ereditato. Egli, da precursore, non esitò a piantare la vite sul vasto altopiano sassoso e boscoso, ancora inesplorato, che dominava la proprietà.

Spinti dalla stessa passione per la loro professione, sempre alla ricerca di "terroirs" di qualità per i vitigni più vocati, i discendenti di Henri Plantin continuano questo lavoro investigativo e ampliano la Tenuta.

Oggi, lo *Château Mont-Redon* copre 186 ettari a Châteauneuf-du-Pape, di cui 100 ettari coltivati a vite. Nel 1980, la Tenuta si è ampliata con l'acquisto di terreni a Côtes-du-Rhône e poi, nel 1997, anche di altri a Lirac.

Le vendemmie vengono effettuate manualmente: le uve sono selezionate in vigna e poi inviate alle cantine in tempi rapidissimi (l'obiettivo è rispettare la materia prima anche durante il suo trasporto).

Per quanto riguarda le uve rosse, l'intera vendemmia è diraspata: questa operazione evita l'estrazione dei tannini troppo rustici o astringenti contenuti nei grappoli.

Le uve vengono vinificate in tini muniti di quattro martinetti, che servono a immergere la parte solida del mosto nella parte liquida.

Le vinificazioni avvengono a bassa temperatura (circa 16°C), al fine di favorire l'espressione aromatica dei diversi vitigni. Per preservarne la naturale acidità (che garantisce la freschezza e l'equilibrio dei vini bianchi), questi ultimi non subiscono la fermentazione malolattica.

Attraverso un delicato lavoro sui terreni, i Plantin aiutano le viti a mettere le radici in profondità. Il monitoraggio del suolo consente di mantenere un tasso di materia organica adattato a ciascuno degli appezzamenti. Se necessario, viene formato un composto a base di letame di pecora, al fine di favorire la vita microbica necessaria al ciclo vegetativo della vite. Ogni nuovo impianto è preceduto da un periodo di riposo di cinque o sei anni, durante il quale vengono coltivati cereali.

CHÂTEAU MONT-REDON, Châteauneuf-du-Pape, Rouge, 2018

A seconda delle vendemmie, l'uvaggio dello Châteauneuf-du-Pape di *Mont-Redon* può variare: nel millesimo 2018, le varietà sono state il Grenache (65%), il Syrah (15%), il Cinsault (10%), con un altro 10% dei vitigni di Mourvèdre, Counoise, Muscardin e Vaccarèse.

Il 50% del vino subisce un affinamento in tonneaux (228 litri), mentre il resto in tini.

Questo Châteauneuf-du-Pape è di colore rosso rubino; al naso, esso rivela aromi sia fruttati (ciliegia, ribes nero) sia di erbe balsamiche, persistendo con note speziate di vaniglia e caramello. In bocca, il vino si dimostra intenso e abbastanza persistente, con tannini morbidi e ottimo equilibrio. Esso si abbina splendidamente con il "Carré di Cinghiale Brasato".

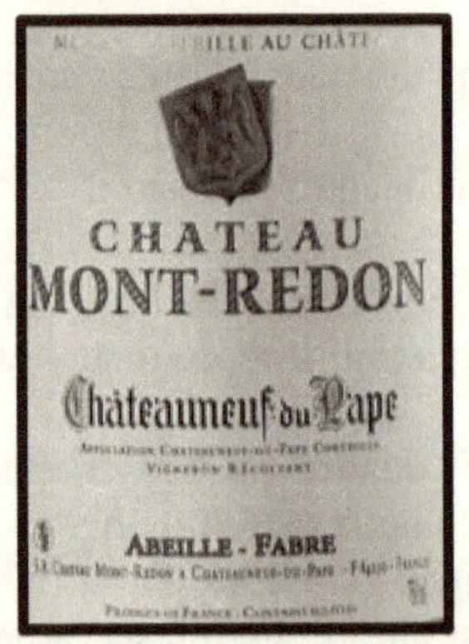

Prezzo: 36,85 €

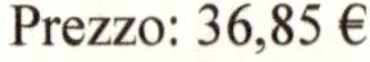

VINO	ROSSO	ROSATO	BIANCO
CHÂTEAUNEUF-DU-PAPE	Mont Redon		Mont Redon
CÔTES DE RHÔNE	Mont Redon	Mont Redon	
LIRAC	Mont Redon	Mont Redon	Mont Redon

DOMAINE DES 3 CELLIER
Ludovic Cellier
5 Bis, Chemin Rural De Sorgues
84230 - CHÂTEAUNEUF- DU-PAPE
Tél : 04 90 02 04 62

Tutto è nato nel 2007, quando Marceau Cellier si è ritirato e ha passato il testimone alla nuova generazione: i suoi figli (Ludovic, Julien e Benoit) e Nathalie (moglie di Ludovic) sono subentrati – rappresentando, quindi, l'ottava generazione della famiglia Cellier – per curare i vigneti e produrre vini di Châteauneuf-du-Pape.

Successivamente, nel 2008, è stato creato *Les 3 Cellier*, con l'etichetta *Le Sentier des Terroirs*, che ha permesso di offrire una gamma di denominazioni diverse della Valle del Rodano.

Tutti gli appezzamenti del *Domaine des 3 Cellier* sono distribuiti sull'intera zona di denominazione, il che consente di avere "terroirs" diversi e di produrre vini ricchi e vari, ognuno con una complessità diversa.

Per i vini Châteauneuf-du-Pape rossi, viene effettuata la prima metà della fermentazione alcolica sotto i 25°C, che favorisce lo sviluppo degli aromi. La seconda metà della fermentazione alcolica avviene tra i 28-30°C, mantenendo questa temperatura per tutta la fase di macerazione (3-4 settimane).

Per lo Châteauneuf-du-Pape bianco, il processo è un po' diverso: vengono prolungati i tempi di fermentazione per 15 giorni, abbassando il più possibile la temperatura di vinificazione.

DOMAINE DES 3 CELLIER, Châteauneuf-du-Pape, Alchimie, Blanc, 2019

Il vino è composto dalle varietà di Clairette Blanche (70%), Grenache Blanc (20%), Bourboulenc (5%) e Roussane (5%): esse sono coltivate in località Bois-Dauphin, su di un terreno sabbioso.

Il *Domaine 3 Cellier* produce con coltivazione biologica: la raccolta è manuale, mediante cernita successiva. Successivamente avviene una pressatura diretta, con fermentazione in tini di acciaio inox, termoregolata, e vinificazione classica. L'affinamento è effettuato in vasche di acciaio inox.

L'*Alchimie* presenta un colore giallo paglierino, con riflessi verdognoli; al naso, si percepiscono profumi floreali (fiori di acacia e mughetto), fruttati di agrumi (pompelmo, cedro) e sentori di erbe aromatiche; in bocca, questo Châteauneuf-du-Pape è avvolgente e fine, mettendo in evidenza un'ottima freschezza. Lo si consiglia con l'"Aragosta alla Catalana".

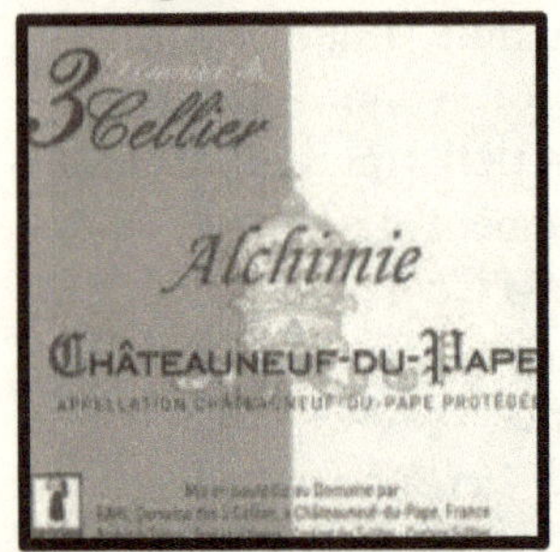

Prezzo: 24 €

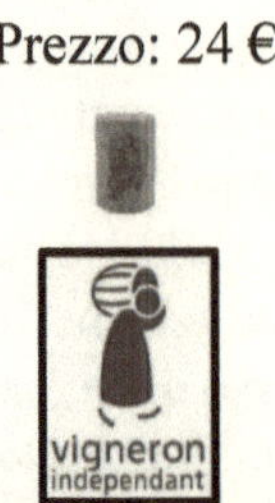

VINO	ROSSO	BIANCO
CHÂTEAUNEUF-DU-PAPE	Alchimie Manceau Privilège Etennelle	Alchimie Insolente Réserve
CÔTES DE RHÔNE	"3"	
RASTEAU	Le Sentier des Terroires	
SAIT JOSEPH	Le Sentier des Terroires	Le Sentier des Terroires
CÔTE-RÔTIE	Le Sentier des Terroires	
BEAUMES-DE-VENISE	Le Sentier des Terroires	
SABLET	Le Sentier des Terroires	
GIGONDAS	Le Sentier des Terroires	
CONDRIEU		Le Sentier des Terroires
LIRAC	Le Sentier des Terroires	
VIN DE FRANCE	Secret des Raminès	

DOMAINE DE L'ARNESQUE
Sébastien Pathier
423 Chemin De La Dame
84150 - JONQUIÈRES
Tél : 04 90 40 32 84

Il *Domaine de L'Arnesque* si trova a Jonquières, nel Dipartimento di Vaucluse, nella regione Provence-Alpes-Côte d'Azur.

La storia della famiglia inizia nel 1846, a Châteauneuf-du-Pape, quando François Armenier avviò la coltivazione dei suoi vigneti.

Sua figlia Monique e suo marito Julien Biscarrat rilevarono e svilupparono questa preziosa proprietà di famiglia per i loro tre figli.

Oggi, Marie e Sébastien sono la quinta generazione a prendersi cura di questa Tenuta.

Il *Domaine de L'Arnesque* si estende per circa 8 ettari, coprendo le tre seguenti denominazioni: Châteauneuf-du-Pape, Plan de Dieu e Côtes-du-Rhône.

L'elaborazione dello Châteauneuf-du-Pape è influenzata dalla combinazione unica del terreno di Arnesque (fatto di molta sabbia, che conferisce una struttura sottile ed eleganza particolare al vino).

La denominazione Plan de Dieu, prodotta a Velage, ha un "terroir" completamente diverso, fatto di argilla rossa e ricoperto da "galets roulés", ciottoli locali unici.

La denominazione Côtes-du-Rhône è composta da terre di Orange, tipicamente argillo-calcaree.

Per rispettare la terra e preservare, così, tutta la vita del suolo e la ricchezza dei vini, i Pathier non utilizzano assolutamente alcun trattamento chimico. La vinificazione parte da una profonda cura del terreno e delle piante (che sono trattate delicatamente in ogni fase).

Durante la vendemmia, dopo la cernita manuale, le uve vengono vinificate per varietà e selezione degli appezzamenti, quindi vengono diraspate e pigiate.

Segue una vinificazione tradizionale in lieviti indigeni, per una maggiore diversità e complessità.

L'affinamento del vino dura almeno un anno, in vasche di cemento o in demi-muids.

DOMAINE DE L'ARNESQUE, Châteauneuf-du-Pape, Rouge, 2018

Su di un terreno calcareo e argilloso, situato ad Arnesque, il *Domaine de L'Arnesque* coltiva le varietà di Grenache (80%), Syrah (10%) e Mourvèdre (10%), con le quali viene prodotto lo Châteauneuf-du-Pape. L'età media del vigneto è di 50 anni.

La vendemmia è manuale, con cernita, diraspatura selettiva e vinificazione tradizionale di 25-30 giorni. Il vino viene, quindi, elevato per un anno in demi-muids.

Sébastien Pathier è riuscito a vinificare un ottimo vino, ben strutturato e morbido, che si presenta di colore rosso porpora, con riflessi rubino: al naso, esso esprime aromi di frutta rossa matura e una leggera speziatura, con sfumature legnose e di cuoio. In bocca, il vino è intenso e abbastanza persistente, di qualità fine, fresco e tannico. Per le sue caratteristiche organolettiche, questo vino si abbina piacevolmente alla "Grigliata di Carne".

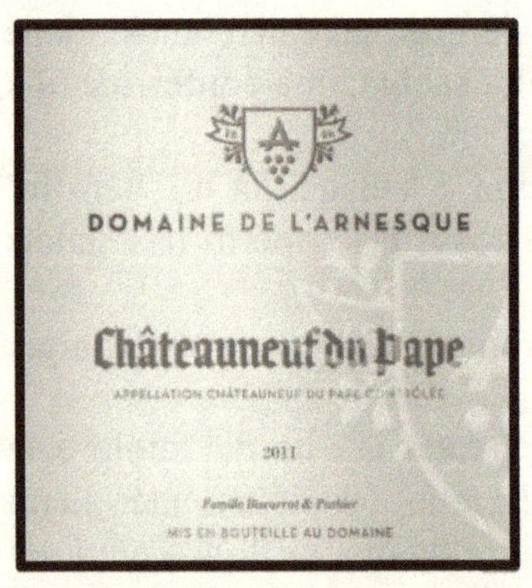

Prezzo: 23 €

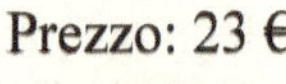

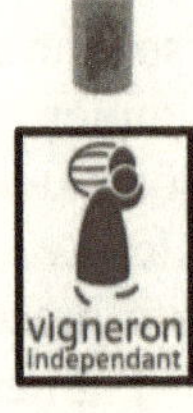

VINO	ROSSO	BIANCO
CHÂTEAUNEUF-DU-PAPE	Domaine de L'Arnesque	
CÔTES DE RHÔNE	Domaine de L'Arnesque	Domaine de L'Arnesque
PLAN DE DIEU	Domaine de L'Arnesque	

DOMAINE LA MILLIÈRE
Nathalie Giraudon
Quartier Cabrières - Le Grés
84100 - ORANGE
Tél : 04 90 34 53 06

Il *Domaine La Millière* pratica la viticoltura biologica, che è certificata già da diversi anni; inoltre, il *Domaine* ha un approccio biodinamico sia nell'ambito dei diversi "terroirs", sia nella vinificazione.

Nelle vigne, il lavoro manuale rimane una priorità: di qui la raccolta manuale, il controllo della vegetazione e degli inerbimenti, così come il dissodamento.

Per preservare l'ambiente, al *Domaine* si rispetta la biodiversità: così, ad esempio, nel 2013 è stato redatto un inventario della flora e della fauna presenti sul territorio. L'impianto di alberi da frutto – unito all'installazione di arnie – favorisce l'impollinazione e garantisce il mantenimento di molte piante mellifere, utili per l'equilibrio naturale dell'ambiente.

I vigneti sono situati a metà strada tra Orange e Châteauneuf-du-Pape: le radici delle vigne affondano in un terreno sassoso, riscaldato dal caldo sole della Provenza e spazzato dal potente vento di maestrale.

L'area vitata si estende su 26 ettari, 14 ettari dei quali sono piantati nella zona denominata Cabrières (per produrre Châteauneuf-du-Pape), mentre 7 ettari sono ripartiti tra la produzione di uva per il Côtes-du-Rhône Village e per la denominazione Côtes-du-Rhône; infine, 5 ha sono coltivati per produrre Vin de Pays de Vaucluse.

La Tenuta può vantare vecchi vitigni (i più antichi furono piantati tra il 1891 e il 1920): queste vigne continuano a produrre preziosi grappoli d'uva Grenache, varietà emblematica per lo Châteauneuf-du-Pape.

Accanto a questa maestosa varietà, prevalente nella Tenuta, vi sono viti Syrah di 50 anni e Mourvèdre, Cinsault e Counoise della stessa età. Molto minore la quantità di vitigni di Grenache Blanc, Clairette, Bourboulenc e Roussanne, che sono alla base del raro Châteauneuf-du-Pape bianco prodotto dal *Domaine*.

DOMAINE LA MILLIÈRE, Châteauneuf-du-Pape, Vieilles Vignes, Rouge, 2018

Questo Châteauneuf-du-Pape *Vieilles Vignes* è un uvaggio di 5 vitigni: Grenache, Syrah, Mourvèdre, Cinsault e Counoise.

Combinando finezza ed eleganza, lo Châteauneuf-du-Pape Rouge Cuvée *Vieilles Vignes* de *La Millière* incarna l'eccellenza del suo "terroir". Con il suo grande potenziale di invecchiamento, questo vino deve attendere dai 4 ai 5 anni, prima di svelare la complessità dei suoi aromi e sapori.

Il *Vieilles Vignes* è di colore rosso rubino, luminoso; al naso, esso sfodera intensi profumi di frutta rossa e lieve speziatura; in bocca, questo vino riassume le sensazioni olfattive, con l'emergere della ciliegia e un finale persistente di vaniglia. Per le sue caratteristiche organolettiche, il *Vieilles Vignes* si consiglia abbinato al "Cervo in Umido".

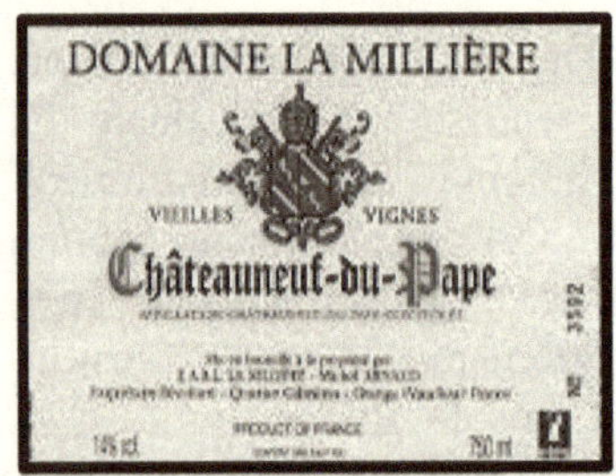

Prezzo: 31 €

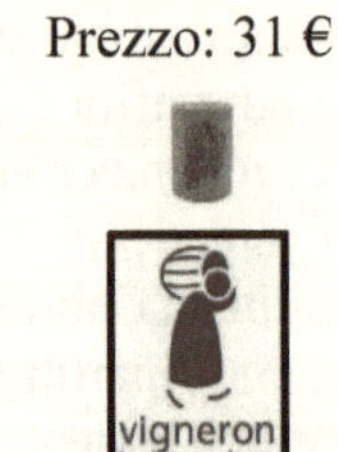

VINO	ROSSO	ROSATO	BIANCO
CHÂTEAUNEUF-DU-PAPE	Domaine La Milliere Vieilles Vignes La Bessade		Domaine La Milliere
CÔTES DE RHÔNE VILLAGE	Domaine La Milliere		
CÔTES DE RHÔNE	Domaine La Milliere	Miss Rose	
VIN DE PAYS DE VAUCLUSE	Domaine La Milliere		

DOMAINE DE SAINT-SIFFREIN
Cyril Chastan
3587, Route De Châteauneuf-du-Pape
84100 - ORANGE
Tél : 04 90 34 49 85

Il *Domaine de Saint-Siffrein* si può fregiare di una lunga storia nella valle del Rodano meridionale, poiché fu fondato, nel 1880, da Abel Chastan: esso è ancora di proprietà della stessa famiglia.

Dal 1950, i Chastan iniziarono a produrre, imbottigliare e vendere il proprio vino. Cyril Chastan, discendente diretto del fondatore, è responsabile della gestione del *Domaine de Saint-Siffrein* dal 2005.

Il *Domaine* possiede 14 ettari di vigneti nella denominazione Châteauneuf-du-Pape, dei quali 13 ettari sono destinati alla coltivazione di uva da vino rosso, mentre 1 ettaro è riservato alla produzione di vitigni a bacca bianca.

Le parcelle del Côtes-du-Rhône Village si trovano nelle vicinanze e si estendono per 5 ettari.

I vigneti sono ben posizionati nella parte nord-occidentale di Châteauneuf-du-Pape, nei Lieux-dits di Cabrières e Palestor.

Le viti sono coltivate da oltre 30 anni con metodi di agricoltura biologica e, dal 2012, è stata ottenuta la certificazione "Organic".

Il vigneto è raggruppato intorno al *Domaine* su un "terroir" unico, con i suoi ciottoli riscaldati dal sole, favorendo così la maturità e la concentrazione delle uve.

Le vigne sono coltivate, da più di una generazione, senza prodotti chimici e con lavori meccanici e manuali che accentuano la vita microbica nei suoli.

I vini biologici certificati del *Domaine de Saint-Siffrein* sono stati elaborati sulla base di rigide regole di produzione, sia a livello di vigneto sia a livello di vinificazione.

Su di un terreno vicino al *Domaine*, nel 2016, sono state piantate altre 4 varietà, ossia: il Terret Noir, il Counoise, il Picardan e il Muscardin.

L'idea dei Chastan è quella di produrre uno Châteauneuf-du-Pape con tutti i 13 vitigni ammessi nel disciplinare della denominazione.

DOMAINE DE SAINT-SIFFREIN, Châteauneuf-du-Pape, Tradition, Rouge, 2017

Il *Domaine de Saint-Siffrein* Châteauneuf-du-Pape è una miscela di Grenache Noir (55%), Mourvèdre (20%), Syrah (20%) e Cinsault (5%), da viti di almeno 60 anni di età.

Il "terroir" è composto, principalmente, da "galets roulés", ma vi sono anche terreni con argilla, sabbia e calcare.

Il vigneto viene lavorato, da oltre 40 anni, con metodi che rispettano l'ambiente. La resa è bassa: 30 hl/ha. La vendemmia è manuale, con selezione delle uve. L'affinamento è di 12 mesi in botti di rovere (da 45 hl) per il 75%, e per il 25% in tini.

Il vino si presenta con un mantello rosso rubino dai riflessi violacei; al naso, esso esprime sentori di viola mammola e ciliegia, con sfumature di noce moscata e caramello. In bocca, il *Tradition* è abbastanza intenso e persistente, con buoni tannini e un'ottima freschezza. Si abbina con l'"Abbacchio al Forno".

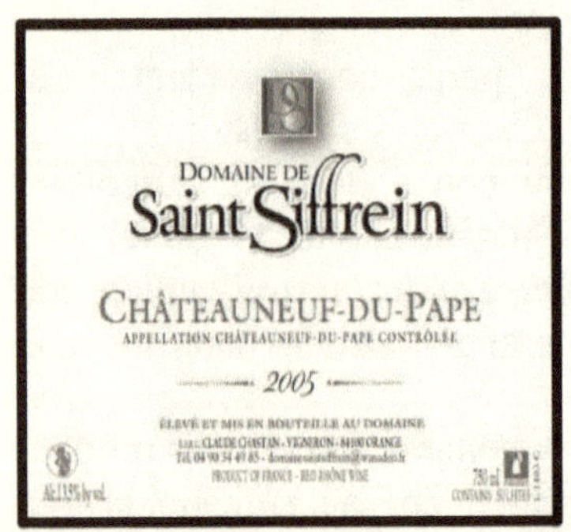

Prezzo: 26 €

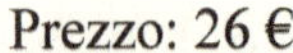

VINO	ROSSO	ROSATO	BIANCO
CHÂTEAUNEUF-DU-PAPE	Tradition Terre d'Abel		Rareté
CÔTES DE RHÔNE VILLAGE	Convivialité		
CÔTES DE RHÔNE	Au Bord du Chemin	Domaine de Saint Siffrein	

DOMAINE JULIETTE AVRIL
Stephan Brun-Avril
8 Avenue Louis Pasteur
84230 - CHÂTEAUNEUF- DU-PAPE
Tél : 04 90 83 72 69

La famiglia Avril è depositaria di gran parte della tradizione del vino Châteauneuf-du-Pape: le radici del *Domaine Juliette Avril* sono antiche e profonde.

Nel 1928, prima dell'istituzione ufficiale dell'AOC Châteauneuf-du-Pape, Jean Avril, il padre di Juliette Avril, partecipò, alla presenza di altri notabili, alla stesura delle regole fondamentali per la definizione della normativa del vino Châteauneuf-du-Pape.

Il "terroir" del *Domaine* si compone essenzialmente di due parti: la prima, a nord, è costituita da fertili altipiani, ricchi di terreno argillo-calcareo, con i famosi "galets roulés" (ciottoli, che hanno la particolarità di restituire ai grappoli il calore immagazzinato durante la giornata); la seconda si compone di argille e sabbie.

La metà del vigneto è costituita da viti di oltre 50 anni, impiantate con metodi ancestrali, con vitigni misti come il Grenache, il Syrah, il Mourvèdre, il Cinsault ecc.

La vendemmia viene effettuata a mano, con una resa limitata a 35 hl per ettaro; la vinificazione avviene in tini di acciaio inox, con pressa pneumatica e sistema di controllo della temperatura. La seconda fermentazione dei vini e la conservazione vengono effettuate in vasche di cemento.

Il *Domaine Juliette Avril* possiede 20 ettari di vigneto a Châteauneuf-du-Pape: 18 ettari sono utilizzati per la coltivazione di uve per il vino rosso, mentre 2 ettari sono riservati alle varietà bianche di Châteauneuf-du-Pape.

DOMAINE JULIETTE AVRIL, Châteauneuf-du-Pape, Traditionel, Rouge, 2017

Il *Domaine Juliette Avril* Châteauneuf-du-Pape è una miscela di Grenache (75%) , di Syrah (15%) e di Mourvèdre (10%). Tuttavia, a seconda delle annate, l'uvaggio può variare. La raccolta delle uve è manuale, con cernita. La vinificazione avviene in modo tradizionale, con parziale diraspatura. Il mosto fermenta per almeno 12 giorni, con controllo della temperatura, in tini di acciaio inox da 100 hl. Successivamente, il vino subisce un passaggio di 12 mesi in demi-muid.

Lo Châteauneuf-du-Pape *Traditionel* mostra una luminosa veste rossa rubino, con buona consistenza. All'esame olfattivo, si percepiscono intensi aromi di piccoli frutti (lampone e ribes), di ciliegia e prugna; così come persistono sentori di pepe nero e note di zenzero. All'esame gustativo, il *Traditionel* dimostra una pregevole finezza, sostenuta da vivaci tannini e da un'ottima morbidezza. Questo vino è adatto ad accompagnare i formaggi caprini (Brocciu, Cabécou de Rocamadour), ma trova il suo matrimonio d'amore con il "Petto d'Anatra al Balsamico".

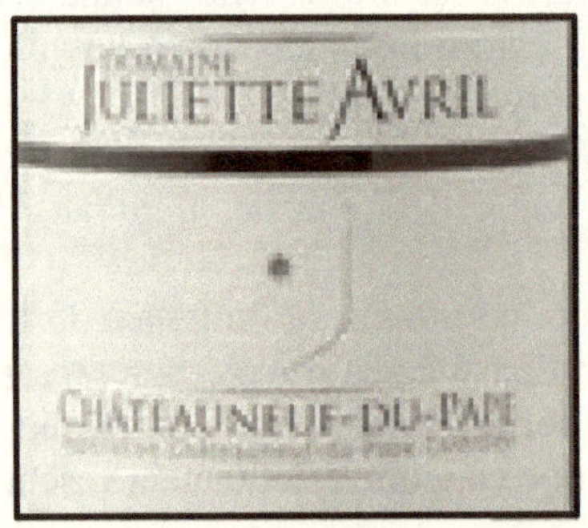

Prezzo: 24,50 €

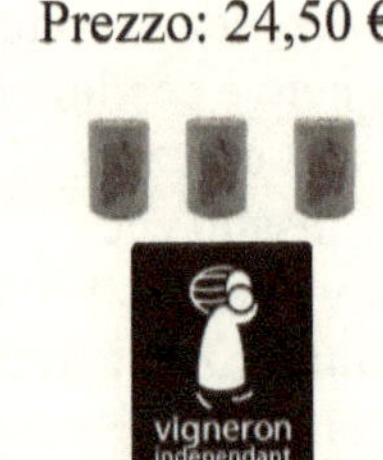

VINO	ROSSO
CHÂTEAUNEUF-DU-PAPE	Traditionel Cuvée Maxence
CÔTES DE RHÔNE VILLAGE PLAN DE DIEU	Cuvée Léandre
CÔTES DE RHÔNE	Domaine Jiuliette Avril
AOP CAIRANNE	Domaine Jiuliette Avril

IL *DOMAINE* PRODUCE ANCHE UN VIOGNIER BLANC

DOMAINE SAINT-LAURENT
Nicolas Sinard
1375, Chemin Saint Laurent
84350 - COURTHEZON
Tél : 04 90 70 87 92

Il *Domaine Saint-Laurent* è situato tra Châteauneuf-du-Pape e Vacqueyras, a Courthezon, nel cuore della zona del vino Châteauneuf-du-Pape.

Da 5 generazioni, al *Domaine Saint-Laurent* si lavora la vigna senza controllo chimico, per mantenere la biodiversità vicino alle viti: ciò permette di produrre vini tipici, rivelando il valore del loro "terroir".

Al *Domaine Saint-Laurent* si predilige l'utilizzo di un composto a base di letame di pecora e grappoli d'uva, al fine di mantenere un costante equilibrio microbiologico: sono, quindi, vietati i fertilizzanti chimici e i diserbanti chimici che creano rischi di fitotossicità. Si opta per la lavorazione del terreno con attrezzi idonei, il cui scopo è migliorare l'approvvigionamento idrico delle viti e sopprimere parassiti e malattie: così, i trattamenti si riducono e la pianta diventa più resistente.

Questi metodi rigorosi di coltivazione sono accompagnati da rese inferiori, che favoriscono lo sviluppo di ottimi vini.

Il fondatore del *Domaine* è stato François Sinard: egli, all'inizio del XX secolo, decise di concentrarsi sui suoi vigneti, nonostante stesse già producendo vini di qualità, fornendo all'Arcivescovado di Avignone il vino bianco Châteauneuf-du-Pape per i servizi domenicali.

Attualmente, Laurent (enologo) e suo fratello Nicolas si prendono cura del *Domaine*.

Laurent produce vini come il Vin de Pays (rosso, bianco e rosato), il Côtes-du-Rhône (rosso e bianco) e lo Châteauneuf-du-Pape (rosso e bianco).

I vini rossi e rosati sono prodotti, principalmente, con uva Grenache Noir e altre uve mediterranee (Syrah, Mourvèdre, Cinsault).

I vini bianchi sono miscele di Grenache Blanc, Roussanne e Clairette.

La vendemmia è esclusivamente manuale, per evitare di danneggiare le uve e creare ossidazioni: non appena la produzione arriva in cantina, le uve vengono diraspate (parzialmente o totalmente), a seconda della cuvée dei vini. Il metodo di fermentazione si avvale di una vasca di acciaio inossidabile; l'affinamento avviene in botti di rovere francese.

DOMAINE SAINT-LAURENT, Châteauneuf-du-Pape, Rouge, 2017
Lo Châteauneuf-du-Pape rosso del *Domaine Saint-Laurent* è un assemblaggio delle varietà di Grenache (90%) e Syrah (10%).
Il vino si presenta di colore rosso rubino, con riflessi violacei, luminoso e di buona consistenza; al naso, esso offre aromi varietali di piccoli frutti (dove si possono riconoscere la mora, il ribes nero e il mirtillo), così come emergono note speziate di vaniglia e cannella. Al palato, questo vino dimostra una buona intensità e persistenza aromatica, con tannini evidenti, ma soffici. Si tratta di uno Châteauneuf-du-Pape di qualità fine, che raggiungerà la completa armonia nel corso di almeno 5 anni. Si consiglia l'abbinamento gastronomico con il "Fagiano alla Diavola".

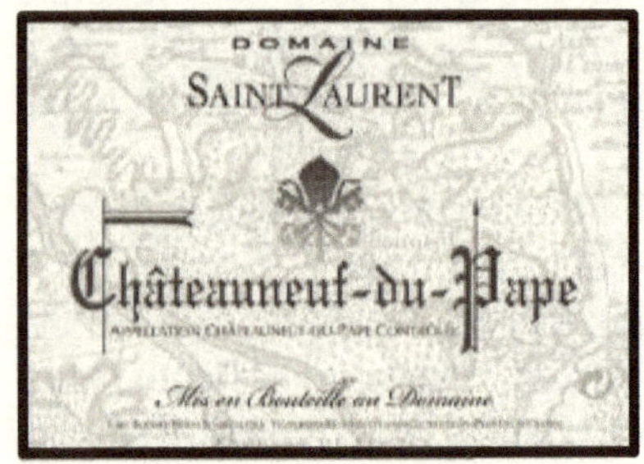

Prezzo: 27 €

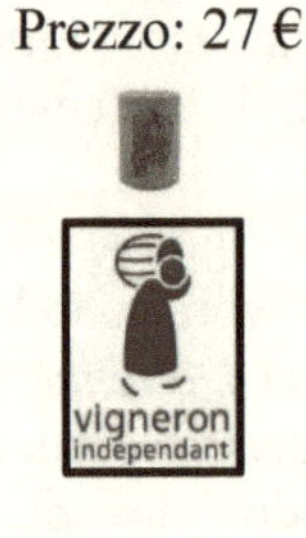

VINO	ROSSO	BIANCO
CHÂTEAUNEUF-DU-PAPE	Domaine Saint Laurent	Domaine Saint Laurent
CÔTES DE RHÔNE VILLAGE	La Tamardière	
VACQUEIRYAS	Domaine Saint Laurent	
CÔTES DE RHÔNE	Domaine Saint Laurent	Domaine Saint Laurent

DOMAINE DES SÉNÉCHAUX
Bernard Tranchecoste
3 Rue De La Nouvelle Poste
84231 - CHÂTEAUNEUF- DU-PAPE
Tél : 04 90 83 73 52

Il *Domaine des Sénéchaux* è uno dei vigneti più antichi della denominazione Châteauneuf-du-Pape. Nel *Domaine*, infatti, è attestata l'esistenza della vite a partire dal XIV secolo: questa Tenuta prende il nome da "Bois Sénéchaux", uno dei suoi terreni principali. Negli anni '50, sotto la gestione della famiglia Raynaud, il vigneto copriva già l'area attuale. Nel 1993, la Tenuta è passata nelle mani di Pascal Roux, che ha intrapreso una completa ristrutturazione dei vigneti, così come delle cantine.

La famiglia, proprietaria di diverse tenute vinicole (tra cui gli *Château Lynch-Bages* e *Haut-Batailley* a Pauillac) ha acquisito il *Domaine des Sénéchaux* nel 2006. Da allora è nato l'impegno a continuare il miglioramento del vigneto con tutti i mezzi, ossia a curare il vigneto nel rispetto dell'ambiente. Nel 2018, il sodalizio concluso con la famiglia Pradon – oggi comproprietaria – ha arrecato un nuovo impulso alla proprietà.

Il *Domaine* si trova nel sud della valle del Rodano, sul famoso altopiano di Châteauneuf-du-Pape: gli appezzamenti più grandi e omogenei si estendono su cinque aree di coltivazione fra loro molto distinte. Esse costituiscono il terreno più adatto per i principali vitigni a bacca rossa: Grenache, Syrah e Mourvèdre. Sui pendii esposti a sud e sud-ovest, questi tre vitigni occupano una superficie di 22,4 ettari, dei 27 di vigneto. Inoltre, nella Tenuta si trova un terreno favorevole alla coltivazione di vitigni a bacca bianca: essi occupano 3 ettari di superficie nel punto più alto del vigneto.

Il denominatore comune di tutti gli appezzamenti del *Domaine* resta, però, la presenza di una base argillosa che favorisce una certa ritenzione idrica e resistenza allo stress idrico. Mentre i vitigni a bacca bianca prosperano su terreni argillosi e sabbiosi poco profondi.

DOMAINE DES SÉNÉCHAUX, Châteauneuf-du-Pape, Rouge, 2017
Lo Châteauneuf-du-Pape rosso del *Domaine des Sénéchaux* è un uvaggio dei vitigni Grenache Noir (47%), Syrah (32%), Mourvèdre (19%) e Cinsault-Vaccarèse (2%).
Il vino è di colore rosso granata, con riflessi violacei; al naso emergono sentori di frutta rossa (ciliegia, amarene e lamponi), con note speziate (zenzero e pepe nero): olfattivamente intenso e persistente, con aromi finali di cuoio e caramello. In bocca, questo vino dimostra un'ottima freschezza, tannini vivaci e buon equilibrio. Per le sue caratteristiche organolettiche, lo Châteauneuf-du-Pape del *Domaine des Sénéchaux* è consigliato con cibi/preparazioni che abbiano una discreta tendenza dolce e untuosità; come, per esempio, le "Pappardelle al Ragù di Lepre".

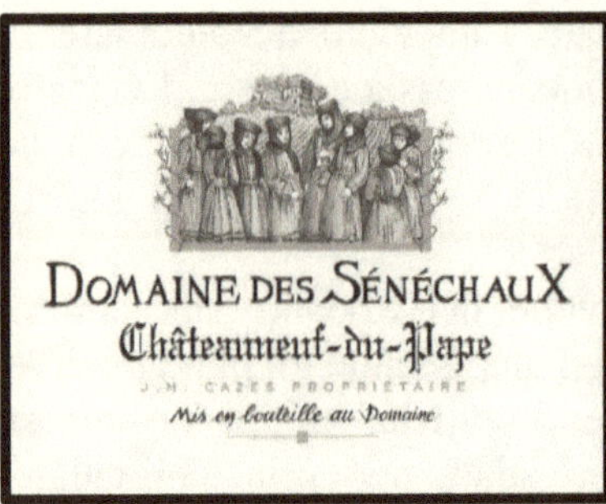

Prezzo: 30 €

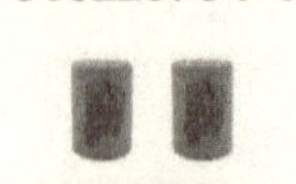

VINO	ROSSO	BIANCO
CHÂTEAUNEUF-DU-PAPE	Domaine des Sénéchaux	Domaine des Sénéchaux
VIN DE FRANCE	Domaine des Sénéchaux	

CHÂTEAU DE LA NERTHE
4213, Route De Sorgues
84230 - CHÂTEAUNEUF- DU-PAPE
Tél : 04 90 83 70 11

La Tenuta *Château de La Nerthe* è dominata dal suo castello del XVIII secolo e dalle sue cantine del XVI secolo, mentre il vigneto si estende su 92 ettari nella denominazione Châteauneuf-du-Pape, con più di 50 appezzamenti rappresentativi di tutti i "terroirs" della denominazione. Nel 1985, la famiglia Richard ha acquisito *Château de La Nerthe* con l'ambizione di riscoprire i valori originari di eccellenza e avanguardia. Essi sono produttori in diverse regioni vinicole francesi: i Richard hanno esperienza in tutte le professioni del vino, dalla vite alla cantina.

Il vigneto dello *Château de La Nerthe* è un mosaico di 57 parcelle, su cui troviamo le 4 tipologie dei suoli per lo Châteauneuf-du-Pape e le 13 varietà di uva della denominazione.

La Tenuta è coltivata mediante agricoltura biologica (certificazione Ecocert) dal 1998. Dei 92 ettari di vigneto, 60 si estendono intorno allo Château e 32 a poche centinaia di metri più a est, sul famoso altopiano di La Crau.

Attorno allo Château troviamo una maggioranza di sabbie, marne e calcari argillosi ricchi di "galets roulés", con alcune zone molto calcaree, più adatte ai vini bianchi. I 32 ettari nel settore La Crau sono basati su terreno argilloso, ricoperto di "galets roulés", con qualche tocco di arenaria. La natura di ogni appezzamento e l'età delle viti vengono prese in considerazione nel processo di coltivazione.

La vinificazione per appezzamento permette di ottenere l'espressione unica di certi "terroir". Le uve, raccolte a mano, vengono selezionate sui tavoli, quindi diraspate e inviate ai tini di vinificazione. A seconda dei "terroirs" e della qualità gustativa delle uve, la vinificazione avviene in tini di acciaio inox o di legno. Dopo una fase di macerazione prefermentativa a freddo di 12-24 ore, inizia la fermentazione alcolica, che avviene a temperatura controllata, con frequenti rimontaggi e follature, per assicurare la migliore estrazione dei composti dall'uva. La vinificazione dura circa 3 settimane, poi avviene la fermentazione malolattica in demi-muids e in tini di pietra.

Terminata questa seconda fermentazione, inizia l'affinamento per un periodo di 12 mesi.

CHÂTEAU DE LA NERTHE, Châteauneuf-du-Pape, Rouge, 2017
Questo Châteauneuf-du-Pape nasce su suoli variegati di argilla e calcare, di sabbia e argilla, o di arenaria, ricoperti dai famosi "galets roulés". L'uvaggio comprende le varietà di Grenache Noir (40%), Syrah (35%), Mourvèdre (18%) e Cinsault (7%).
Questo Châteauneuf-du-Pape, dal colore granato intenso, è ricco di aromi, tra i quali emergono quelli fruttati di ciliegia e lampone, così come si distinguono profumi di spezie (pepe nero e noce moscata), con note leggere di legno e cuoio. Al palato, il vino è avvolgente, caldo di alcol, con piacevoli tannini. Lo si consiglia con il "Petto d'Anatra al Pepe Verde".

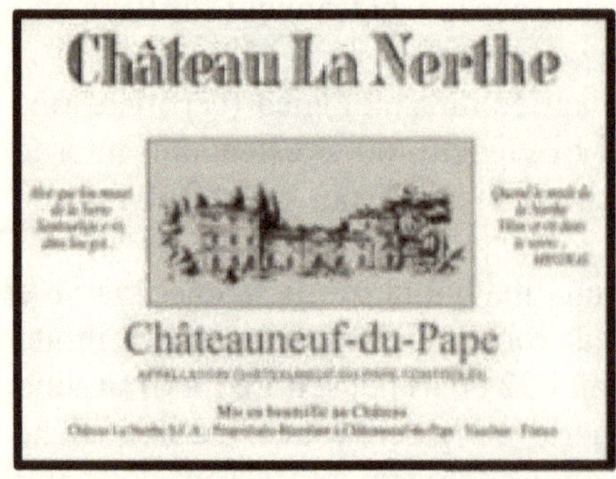

Prezzo: 35,95 €

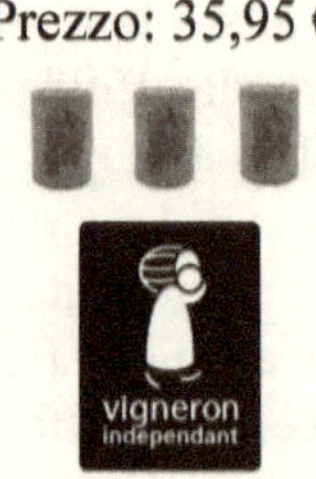

VINO	ROSSO	BIANCO
CHÂTEAUNEUF-DU-PAPE	Château La Nerthe Cuvée des Cadettes Les Clavelles	Château La Nerthe Cloa de Beauvenir
CÔTES DE RHÔNE VILLAGE	Les Cassagnes	Les Cassagnes

INDICE DEI PRODUTTORI

I TRE TAPPI

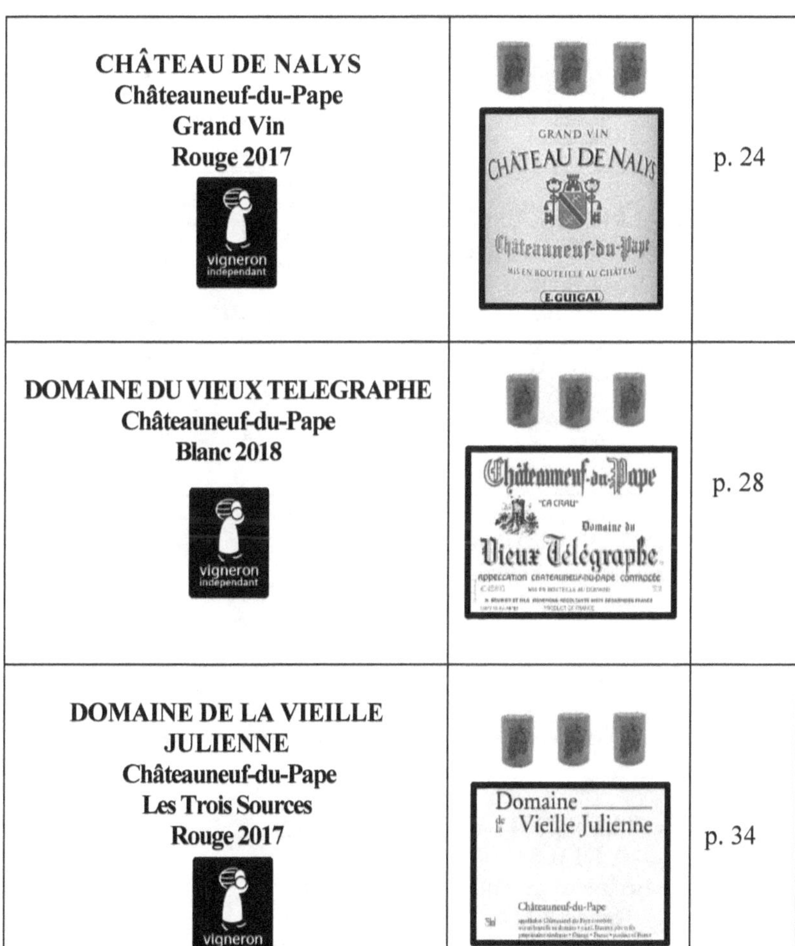

CHÂTEAU DE NALYS **Châteauneuf-du-Pape** **Grand Vin** **Rouge 2017**		p. 24
DOMAINE DU VIEUX TELEGRAPHE **Châteauneuf-du-Pape** **Blanc 2018**		p. 28
DOMAINE DE LA VIEILLE **JULIENNE** **Châteauneuf-du-Pape** **Les Trois Sources** **Rouge 2017**		p. 34

DOMAINE ANDRÉ MATHIEU **Châteauneuf-du-Pape** **Vin di Felibre** **Blanc 2017**		p. 58
DOMAINE PIERRE USSÉGLIO **Châteauneuf-du-Pape** **Tradition** **Rouge 2017**		p. 76
DOMAINE DE BEAUCASTEL **Châteauneuf-du-Pape** **Rouge 2017**		p. 94
DOMAINE RAYMOND USSÉGLIO ET FILS **Châteauneuf-du-Pape** **Rouge 2017**		p. 102

CLOS SAINT-ANTONIN **Châteauneuf-du-Pape** **Rouge 2018** 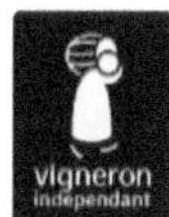	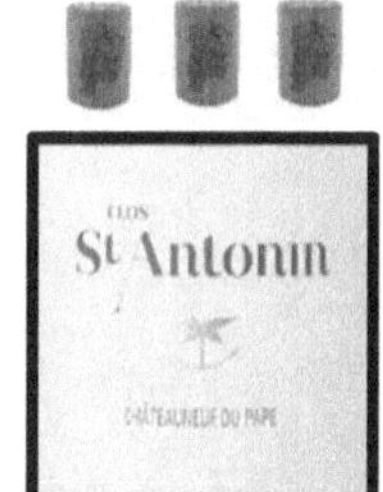	p. 106
DOMAINE JULIETTE AVRIL **Châteauneuf-du-Pape** **Traditionel** **Rouge 2017** 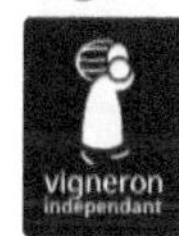	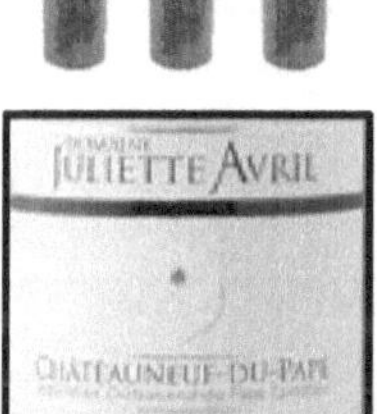	p. 118
CHÂTEAU DE LA NERTHE **Châteauneuf-du-Pape** **Rouge 2017** 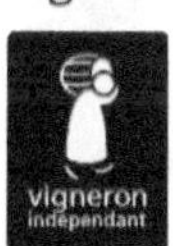	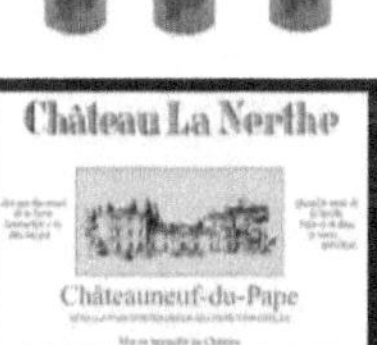	p. 124

ANNATE DELLO CHÂTEAUNEF-DU-PAPE

da bere

bere o conservare

da conservare

* annata media   ** annata buona   *** annata ottima

ANNATE CHÂTEAUNEF-DU-PAPE	2017	2016	2015	2014	2013	2012	2011
ROSSI	***	***	***	**	**	**	**
BIANCHI	**	**	**	***	**	**	**

ANNATE CHÂTEAUNEF-DU-PAPE	2010	2009	2008	2007	2006	2005	2004
ROSSI	***	***	*	***	**	***	***
BIANCHI	***	***	*	***	**	***	***

ANNATE CHÂTEAUNEF-DU-PAPE	2003	2002	2001	2000	1999	1998	1997
ROSSI	**	*	**	**	**	***	**
BIANCHI	**	*	**	**	**	***	**

Chiuso in stampa: ottobre 2020

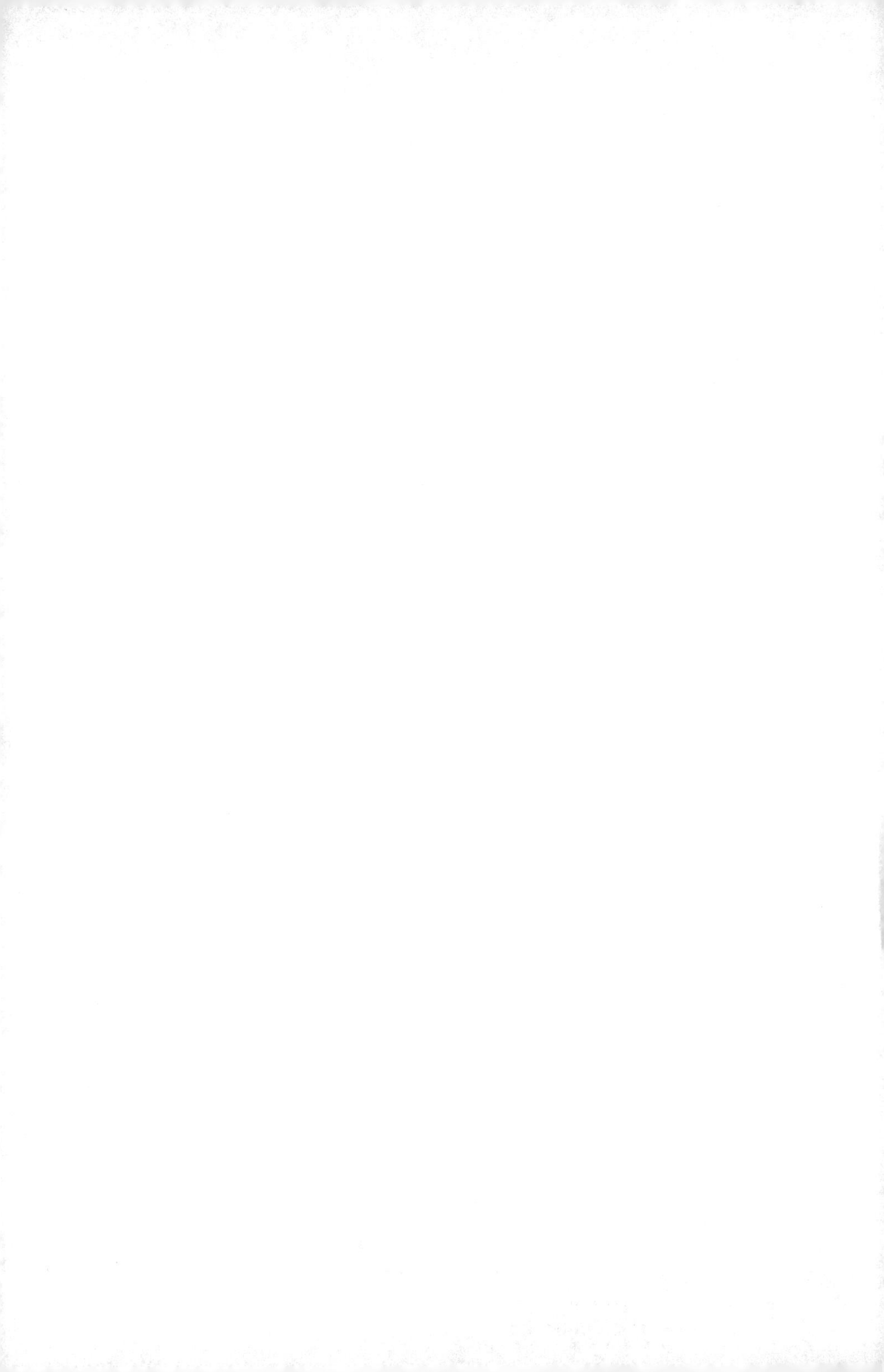

www.ingramcontent.com/pod-product-compliance
Lightning Source LLC
Chambersburg PA
CBHW031234250726
48655CB00005B/1953